妈妈怎么做，孩子不生病
孩子生病了，妈妈这么做

张玉柱/著

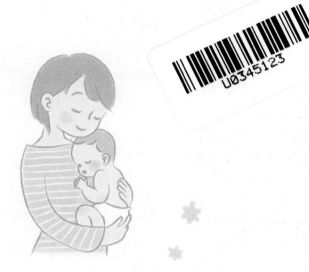

爸爸妈妈只要跟着做，就能缓解孩子的诸多常见疾病，
养出能吃、能睡又能玩的健康孩子！

天津出版传媒集团

天津科学技术出版社

图书在版编目（CIP）数据

妈妈怎么做，孩子不生病　孩子生病了，妈妈这么做 / 张玉柱
著 . -- 天津 ：天津科学技术出版社， 2014.11
　ISBN 978-7-5308-9283-1

　Ⅰ．①妈… Ⅱ．①张… Ⅲ．①小儿疾病－防治 Ⅳ．
①R72

中国版本图书馆 CIP 数据核字（2014）第 264484 号

责任编辑：张建锋　　方　艳

天津出版传媒集团

天津科学技术出版社出版

出版人：蔡　颢
天津市西康号 35 号　邮编：300051
电话：（022）23332695
网址：www.tjkjcbs.com.cn
新华书店经销
北京鹏润伟业印刷有限公司印刷

开本 700×1000　1/16　印张 15.5　字数 180 000
2015 年 1 月第 1 版第 1 次印刷
定价：32.00 元

前言

　　独生子女时代的到来，使中国许多家庭出现了新的格局和重心，全家人关注的视线自然地集中到孩子身上。孩子在儿童时期，体质较弱，生病在所难免。孩子一生病，就会牵动所有家庭成员的心，整个家庭都进入紧张的"战备状态"。生活中，我们经常会看到许多父母在孩子生病时不知所措：有的父母为孩子的一点小病四处求医，引来不必要的过度医疗；有的父母由于忽视了孩子的病症，延误了治疗时机；还有的父母在孩子打针哭闹时，哭得比孩子还厉害……

　　更让人担忧的是"看病难、看病贵"的问题，不管是大医院还是小医院，儿科永远是人满为患，专家号"一号难求"。去医院挂号要排队，看病要排队，交款要排队，检查要排队，取药、输液……没有一处是不需要排队的，父母的时间大多都耽误在了排队上面。而因为要接诊的患儿太多，医生对每个患儿的问诊和检查时间都比较有限，需要父母能简要地说出孩子就医的主要原因，使医生对孩子的病情有个基本判断。对于主要症状和发病时间，家长要尽量说得准确，避免"从学校回家就开始发烧""我下班回到家孩子就肚子疼"之类的表述，而要用"咳嗽、低热 3 天""腹痛、腹泻 1 小时"等相对准确的叙述。这就要求家长具备基本的医学常识，能够冷静地、言简意赅地描述孩子的发病经过。

在这里，也要提醒父母们，其实不是所有的疾病都必须去医院治疗，有些疾病只要在家做好家庭护理，孩子通过休养就能恢复健康。而一些比较严重的疾病只要发现及时，治疗得当，护理科学，也能很快痊愈。

　　我们需要明白：医疗是父母和医生的一种合作，孩子靠你使用预防措施来帮助他们保持健康。当你的孩子病了，他希望你能成为医疗队伍中的一名可靠成员，去帮助他快点康复，你的角色是一个细心的观察者和一个准确的报告者，而医生会在参考你观察和报告的信息之后，做出正确的诊断并拿出有效的治疗方法——所有这些都是为了使你的孩子再次健康起来。

　　在照顾孩子的过程中，妈妈往往承担了更多的重任，因此，妈妈往往被认为是孩子最好的医生。因为每天陪伴孩子的大多是妈妈，而且对于其他家庭成员而言，爸爸往往没有妈妈体贴和细心，爷爷、奶奶、外公、外婆等长辈年纪都比较大了，精神和体力上都无法胜任这项工作。

　　为了帮助妈妈们成为孩子"最好的医生"，我们特意编写了这本《妈妈怎么做，孩子不生病　孩子生病了，妈妈这么做》。本书作者是具有30年儿科临床经验的张玉柱医生，他在行医治病中积累了很多可以分享给妈妈们的经验。本书前三章从预防的角度告诉妈妈们，如何让孩子少生病以及一些用药知识，后面几章则分别从呼吸系统疾病、消化系统疾病、五官疾病、意外事故等方面介绍了孩子发烧、感冒、咳嗽、积食……的护理问题，给予妈妈们切实的医学指导，力图把疾病消灭在萌芽状态，让孩子少生病、不生病。

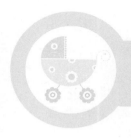

Contents 目 录

第一章 父母是孩子最好的家庭医生

◆ 孩子一生病，全家都六神无主 / 2

◆ 养娃是个技术活，每对父母都应学点医学知识 / 5

◆ 身为父母，了解孩子的身体构造很必要 / 8

◆ 孩子具有惊人的自愈力 / 11

◆ 能吃药不打针，能打针不输液 / 14

◆ 去看医生前，父母应该了解的问题 / 17

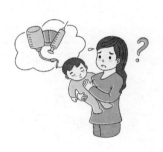

第二章 让孩子少生病的智慧

◆ 为了孩子的发育，别用学步车让孩子学走路 / 22

◆ 孩子比大人少穿一件衣服会更舒服 / 24

◆ 孩子边吃边玩，怎么办 / 27

◆ 少让孩子吃反季节的蔬菜和水果 / 30

◆ 吐奶，是孩子在抗议 / 32

◆ 给孩子断奶的诀窍 / 34

◆ 睡前喝奶的孩子爱生病 / 37

◆ 如何让孩子在幼儿园少生病 / 40

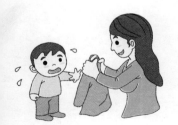

第三章　孩子应该怎么用药

◆ 给大人的药，不能给孩子吃 / 44

◆ 孩子不想吃药，怎么办 / 47

◆ 不同年龄段的孩子，要用不同的药物剂量 / 50

◆ 饭前服还是饭后服——药物的最佳服用时间 / 52

◆ 孩子必须输液时，妈妈要从 4 方面规避风险 / 55

◆ 抗生素如何使用才安全 / 58

◆ 警惕孩子被滥用激素 / 61

◆ 给孩子喂药的 10 个"不要" / 64

第四章　孩子发烧了怎么办——小儿发热疾病防治

◆ 孩子一发烧就吃药吗 / 68

◆ 输液、打针的背后——发烧为何总是反反复复 / 71

◆ 退烧不能指望用地塞米松速战速决 / 73

◆ 38.5℃以下的发烧，首选物理降温 / 75

◆ 3 个月以上的孩子发烧，对乙酰氨基酚是首选药 / 78

◆ 美林退烧作用强，6 个月以下的孩子不要用 / 81

◆ 幼儿急疹引起的发烧，护理是关键 / 83

◆ 高烧超过 5 天，可能是川崎病 / 87

◆ 孩子高烧"抽风"，父母三步走 / 90

第五章 孩子感冒、咳嗽老不好怎么办——
小儿呼吸系统疾病防治

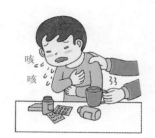

◆ 感冒分两种——流感和普通感冒 / 94

◆ 孩子得了"急性上呼吸道感染"怎么办 / 96

◆ 4岁以下的孩子谨慎服用复方感冒药 / 98

◆ 孩子经常感冒，可以打"丙种球蛋白"吗 / 101

◆ 止咳先化痰，父母别盲目给孩子止咳 / 103

◆ 孩子长时间咳嗽就可能是百日咳 / 106

◆ 感冒引起的鼻塞、流涕，可滴点生理盐水 / 108

◆ 春天腮腺炎作乱，妈妈巧应对 / 110

第六章 孩子积食、便秘了怎么办——
小儿消化系统疾病防治

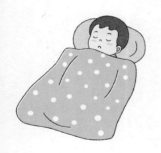

◆ 孩子不好好吃饭，可能是食欲缺乏 / 114

◆ 孩子呕吐时，不要急于吃止吐药 / 117

◆ 开塞露——孩子急性便秘、腹痛时的第一选择 / 120

◆ 帮助孩子培养排便习惯 / 123

◆ 孩子吃好喝好，排便就不是问题 / 125

◆ 孩子拉肚子脱水时，及时补充补液盐 / 127

◆ 孩子得了秋季腹泻，妈妈该怎么办 / 130

◆ 婴幼儿慢性腹泻，可能是奶粉过敏惹的祸 / 133

◆ 应对孩子腹泻，父母必须学会哪几招 / 136

第七章　孩子长了湿疹怎么办——小儿常见皮肤疾病防治

◆ 大多数孩子都会遇到的小问题：湿疹 / 140

◆ 换种奶喝，让皮肤把湿疹"吃"掉 / 143

◆ 孩子反复得湿疹，可能是特应性皮炎 / 145

◆ 孩子长痱子，最好的方法是让环境凉爽 / 148

◆ 给孩子抹点紫草油，防治尿布疹 / 150

◆ 孩子有了荨麻疹，妈妈要这么护理 / 153

◆ 起脓包不一定是水痘，有可能是脓疱病 / 156

◆ 孩子被蚊子叮咬了怎么办 / 158

第八章　孩子有了口腔溃疡、鼻炎怎么办—— 小儿常见五官疾病防治

◆ 新生宝宝眼屎多，可能是结膜炎 / 162

◆ 孩子得了睑腺炎，用酒精棉球擦眼效果好 / 165

◆ 生理盐水滴鼻子，让孩子远离过敏性鼻炎 / 168

◆ 鼻炎拖太久会影响孩子的智力和面貌 / 171

◆ 孩子流鼻血了，妈妈怎么办 / 174

◆ 孩子的中耳炎常是感冒引起的 / 177

◆ 扁桃体总发炎，可以手术切掉吗 / 180

◆ 牙齿有小黑点，可能是龋齿 / 183

◆ 小儿磨牙，根据原因确定方法 / 186

第九章　孩子营养不良、尿床怎么办——
小儿其他常见病防治

◆ 孩子吃得太精细，反而容易营养不良 / 190
◆ 家有"尿床郎"——妈妈莫忽视 / 193
◆ 孩子半岁前长太胖，易得肥胖症 / 196
◆ 孩子得了手足口病，妈妈该怎么做 / 200
◆ 孩子患佝偻病，多是妈妈喂养不当 / 202
◆ 孩子常喊肚子痛，可能是蛔虫病 / 205
◆ 男孩子做隐睾手术，最好在 2 岁前 / 208
◆ 别让孩子过早长大，警惕儿童性早熟 / 210

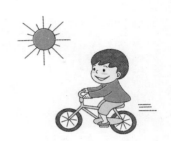

第十章　孩子遇到紧急情况怎么办——
小儿意外事故的预防与处理

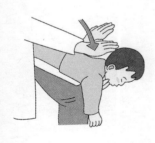

◆ 异物卡喉时怎么办——婴儿版"海姆立克"急救法 / 214
◆ 孩子疑似骨折时夹板的固定方法　/ 217
◆ 孩子吃了不该吃的东西怎么办 / 220
◆ 孩子游泳时溺水、窒息怎么办 / 223
◆ 孩子不小心被烫伤的紧急处理法 / 226
◆ 孩子划伤流血的急救措施 / 228
◆ 孩子撞到头部的急救措施 / 231
◆ 孩子在夏天中暑时该怎么办 / 233
◆ 孩子被猫狗抓伤、咬伤怎么办 / 236

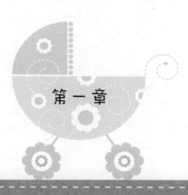

第 一 章

父母是孩子最好的家庭医生

孩子一生病，全家都六神无主

孩子一生病，我们最经常见到的情形是什么？是全家如临大敌，惊慌失措，手忙脚乱……

这是因为在如今的家庭里，孩子多是"独苗苗"，全家人的关注点都集中到了孩子身上。一旦孩子有个头疼脑热的小毛病，爸爸、妈妈、爷爷、奶奶、姥爷、姥姥就六神无主，不是相互责怪，就是手忙脚乱。

"都怪你，没把孩子照顾好，下了雨，天气凉，还非要带他出去玩！""什么？还不是你晚上忘了给孩子盖好被子，才害得孩子着凉的！"一个孩子因为发烧前来诊治，爷爷、奶奶在诊室里互相责怪，妈妈查看孩子的体温计，爸爸则在跟医生描述孩子的病情……

在候诊大厅，一位妈妈怀抱着孩子让他斜躺在自己身上，奶奶蹲在地上，一口一口地喂孩子吃面包，爷爷站在一旁，手中拿着孩子的水壶，随时待命，爸爸跑上跑下地缴费、取化验单、拿药……

类似这样的情景，在我们医院的儿科每天都能见到。每当看到这样的情景，我都能深切地感受到患儿家属那种焦虑、恐慌的心情。然而，对于病中的孩子，父母的焦虑情绪不仅对孩子的病情无益，甚至会加重孩子的病情，尤其是对患有儿童哮喘、抽动症、多动症、抑郁症以及肿瘤等慢性病或重大疾病的学龄前和学龄孩子而言，父母的焦虑情绪会加重孩子对疾

2

病的担忧，甚至是恐慌，进而使病情恶化。

英国《新科学家》杂志曾登载了美国罗彻斯特大学的一项研究成果：父母的不良情绪会影响孩子，从而影响到他们的免疫系统，使他们更容易受到疾病侵害，可能会经常感冒、发烧等。美国罗彻斯特大学的研究人员在 3 年时间内对 169 名 5~10 岁的儿童进行了跟踪调查，要求其父母每天都记录自己的情绪状况并记录孩子的患病情况和体温状况。同时，研究人员每半年会对这些父母进行一次心理健康评估。结果发现，如果父母情绪压力较大——存在较严重的焦虑或抑郁问题，其子女的患病次数会明显高于那些情绪平稳父母的孩子。

我就曾遇到这样一个案例：

5 岁的丹丹因感冒发烧引起了一种抽搐病，她总是不由自主地抽搐而且发病前没有任何征兆，父母怀疑她是得了癫痫，但医院的检查结果却表明孩子生理机能都正常。我怀疑丹丹是心理上出了什么问题，就建议他们带孩子去看看心理医生并为他们联系了一位我熟悉的知名的心理咨询师。

心理咨询师在和孩子接触了几次后，很快就发现了一个情况：当丹丹妈妈在场时，丹丹发病的次数明显多一些。心理咨询师发现丹丹妈妈对丹丹的一举一动都十分关注，根据丹丹妈妈的这些行为，咨询师凭借丰富的经验，初步断定丹丹的妈妈有明显的神经质人格特征，而在后来对其进行的人格测验也证明了这一点。最终，心理咨询师诊断丹丹患的是儿童情绪障碍，发病的根源就是丹丹妈妈在丹丹患感冒后表现得过分紧张焦虑。丹丹妈妈的过分关注、紧张甚至当面哭泣，都让丹丹觉得自己病得很重，她也开始非常在意自己身体的每一个变化，并对病情的看法很悲观，时刻害怕自己会死去，这种对死亡的恐惧引发了她的抽搐行为。

因此，要治好丹丹的心病，必须要缓解丹丹妈妈过分紧张的情绪，帮助她停止对女儿的过度关怀。这位心理咨询师当着丹丹妈妈的面告诉丹丹："你现在得的是一个很小的病，很快就会好起来。"当丹丹的妈妈不再表现出焦虑、紧张的情绪时，丹丹对自己的身体也就恢复了信心，在心理治疗半个月后终于完全恢复了健康。

可见，孩子生病时，父母的紧张、焦虑不仅不会对孩子的恢复有任何帮助，反而可能会加重孩子的心理负担，使得病情恶化；相反，如果在孩子生病时，父母能冷静面对，就能给孩子面对疾病的勇气，也就能更快使其恢复健康。

测试自己对孩子生病是否过度焦虑

1	孩子一不舒服，我就特别紧张，心神不宁。
2	孩子一生病，我就会自责自己不是合格的父母。
3	孩子生病的时候，我希望时刻陪着他。
4	孩子一生病，我就会请假来陪他。
5	每到流感肆虐的季节，我就特别担心孩子的身体。
6	只要幼儿园里有人感冒，我就不让孩子去幼儿园。
7	我基本上不让孩子去人多的地方，因为人多病菌多，容易传染给孩子。
8	别人给的东西，我总是担心不卫生，因此从不让孩子吃。
9	孩子和其他小朋友玩耍后，我一定要让他洗手。
10	和其他妈妈相比，我更关注孩子的身体健康。
11	只要孩子不在我身边，我就觉得心里不是很踏实。
12	只要孩子吃得少一点，我就会担心他是不是肠胃出了问题。

在做完以上测试题后，如果你发现自己有5道及以上的题目都回答了"是"，就表明你对孩子生病过度焦虑了，你需要调整一下自己的心态，以便在孩子生病时能冷静面对，帮助孩子更快地恢复健康。

养娃是个技术活，每对父母都应学点医学知识

两个月的润润出现了红屁股，而润润妈妈一点儿也不知道，还是润润奶奶来看宝贝孙子时才发现这一点的。导致润润出现红屁股的罪魁祸首，居然就是润润妈妈。原来，润润妈妈喜欢上网，她上网时就把孩子放在小床上，当时是冬天，润润妈妈怕孩子冷，就在小床下面放了取暖器，一天吹七八个小时；晚上睡觉的时候，润润妈妈怕孩子尿床，就给孩子穿上了纸尿裤，还在床上铺了电热毯，结果孩子尿湿了，再被下面的取暖器一吹，电热毯一加热，相当于孩子的屁股一直处在蒸发的热气中，就导致了红屁股。

小蜜蜜出生后，一直都是由姥姥、姥爷照顾，因为小蜜蜜的妈妈完全不知道该怎么照顾孩子。看着新出生的小蜜蜜，妈妈不敢抱，也不敢给她穿衣服；小蜜蜜哭了，妈妈就只知道对着孩子喊："不许哭，睡觉！睡觉！"给小蜜蜜洗澡时，姥姥让她帮忙扶着小蜜蜜一下，她都扶不住，让孩子滑进了澡盆里，呛了水。

才满周岁的波波因为便秘，一直在看医生，医生一问原因，发现波波的爸爸、妈妈带孩子完全是按自己想法来的，没有任何顾忌，大冬天也敢给孩子吃冰激凌，孩子渴了，他们嫌弄凉开水麻烦，就让孩子喝牛奶，导致孩子便秘，胃口也变得很差。

……

在我们的生活中，这样不会照顾孩子的父母有很多。现在，年轻的爸爸、妈妈多是被称为"独一代"的"80后""90后"，因为小时候没有弟弟、妹妹可供学习育儿经验，所以当他们升级为爸爸、妈妈后，在照顾孩子时，常常会手忙脚乱，甚至因为不当的行为而给孩子带来一些不利影响，更有甚者干脆直接把孩子完全交由爷爷、奶奶或姥姥、姥爷照顾。

有人曾开玩笑说："现在开车有驾照，养猪、养鸡需技术、要证书，只有'养人'不要任何证书。"这句话真是大错特错，"养人"不仅需要技术，而且需要很全面、很精湛的技术。然而现实却是：许多年轻的爸爸、妈妈在生孩子之前，一点育婴知识和技术都没有，更无从谈育儿经验了。比如，他们连自己的饭都不会做，更不用说为孩子做营养餐了；他们连自己的生活起居都没有规律，更不用说去培养孩子健康的生活习惯了。可见，要想养育好孩子，年轻人最好在当上爸爸、妈妈之前，就学一点育婴的基础知识与技能，才不至于在升级为爸爸、妈妈后手忙脚乱，叫苦连天。

新手爸妈如果想要尽快成为合格的爸爸、妈妈，就要采取"理论＋实践"的方式。一般来说，新手爸妈可以依照以下秘诀，边实践边摸索。

秘诀一：多读育儿书

新手爸妈多读一些育儿书籍，能最快了解育儿常识，了解孩子每个成长过程中可能遇到的问题。你可以买那种以孩子的年龄为单元划分的育儿书，这样可以了解到各时期孩子的生理特征、喂养方法以及异常情况等。此外，新手爸妈还可阅读一些开发孩子智力的书，帮助自己更快体会亲子互动的快乐。

秘诀二：参加育儿课

许多医院或婴幼儿产品品牌都会开设免费的育儿课程，内容不仅包括怀孕分娩的注意事项，还会教新手爸妈们如何照料初生宝宝，我建议新手爸妈们尽量参加这种育儿课，可以从中获取不少实实在在的育儿知识。

秘诀三：向老人、保姆取经

许多年轻人认为老一代人的育儿方式已经过时了，因此在育儿问题上总是不听从老人的意见，一意孤行。殊不知，尽管老一代人的许多育儿观念有些不适合新时代的发展，但是许多基本的育儿常识，比如，孩子为什么哭，如何安排孩子的日常饮食，如何给孩子洗澡等实践类日常事务却是不受时代限制，并且需要实践经验的。因此作为年轻的爸妈，还是应当经常向老人或是有经验的保姆请教，并结合最新的育儿观念，打造适合自己的育儿计划。

秘诀四：和别人交流育儿心得

经常和别人交流育儿心得，也能帮助新手爸妈更快掌握育儿诀窍。而且这样的交流不需要很正式，每天都可以进行，比如傍晚在小区散步时遇到有和自己孩子差不多大小的孩子的妈妈时，就可以交流一下育儿心得，讨论一下彼此遇到的育儿问题，这不仅有利于解决育儿问题，还能帮孩子找到一起玩耍的同龄小伙伴，何乐而不为呢？

身为父母，了解孩子的身体构造很必要

在我看来，许多父母之所以在孩子一生病时就手忙脚乱，主要原因在于他们不了解孩子的身体构造。可能许多父母会说："我们又不是医生，不需要对人的生理结构了解得非常细致。"这种想法是错误的，因为父母只有了解了孩子的身体基本构造，才能清楚知道孩子的哪些地方比较容易受到伤害，从而在平时就注意加强保护；在孩子生病时，父母还能及时了解孩子的身体症状，准确判断孩子所患疾病，避免延误治疗的最佳时机。

人体主要是由骨骼、肌肉、组织、器官以及系统组成。

1. 骨骼

人体的骨骼由脊柱、颅骨和四肢骨构成，共有206块，这206块骨头通过韧带连接在一起（相连的地方称为关节），构成人体的骨架。

骨骼的五大功能

1	支撑全身。
2	因为有了骨骼的支撑，肌肉可以伸缩，身体才可以自由活动。
3	骨骼组成的空间，可保护脑或内脏等柔软组织。
4	储存钙和磷，人体中99%的钙都含在骨骼之中，当血液中的钙不足的时候，即由骨骼释放来补充。
5	骨髓可制造红细胞、白细胞、血小板，每天可以制造红细胞2 200亿个。

2. 肌肉

人体的肌肉分为骨骼肌、心肌、平滑肌3大类型，共有600多块，它们大大小小，长长短短，能屈能伸，工作起来配合默契，步调和谐。肌肉好像人体的发动机，肌肉与骨头结合起来才可以使人体产生运动。影响孩子肌肉生长的三个最重要的因素是体内的激素、身体活动和饮食。因此，父母在保证孩子营养的前提下，应结合孩子的身体状况让孩子加强体育锻炼，以促进肌肉生长。

3. 组织

人体由有机质和无机质构成细胞，由细胞与细胞间质组成组织，由组织构成器官，功能相似的器官组成系统，由八大系统组成一个人体。

人体的四大组织

1	上皮组织	人体最大的组织，具有保护、吸收、分泌、排泄的功能。
2	结缔组织	在体内广泛分布，具有连接、支持、营养、保护等多种功能。
3	肌肉组织	具有收缩特性，是躯体和四肢运动，以及体内消化、呼吸、循环和排泄等生理过程的动力来源。
4	神经组织	是神经系统的主要组成成分，具有接受刺激、传导冲动和整合信息的功能。

4. 器官

器官是指多细胞生物体内由多种不同组织联合构成的结构单位，具有一定的形态特征，能行使一定的生理功能。心、肝、脾、肺、肾、胰、耳、鼻、眼都是人体的器官。

5. 系统

人体有八大系统，这些系统协调配合，使人体内各种复杂的生命活动能够正常进行。

<h2 align="center">人体的八大系统</h2>

1	运动系统	由骨、关节和骨骼肌组成，约占成人体重的60%，负责人体的运动功能。
2	血液循环系统	由生物体的体液（包括细胞内液、血浆、淋巴和组织液）及其借以循环流动的管道组成，负责将消化道吸收的营养物质和由肺吸进的氧输送到各组织器官并将各组织器官的代谢产物通过同样的途径输入血液，经肺、肾排出体外。
3	消化系统	包括口腔、咽、食道、胃、小肠、大肠、肛门以及唾液腺、胃腺、肠腺、胰腺、肝脏等器官，负责食物的摄取和消化，使人体获得糖类、脂肪、蛋白质和维生素等营养。
4	生殖系统	是生物体内的和生殖密切相关的器官成分的总称，负责产生生殖细胞、繁殖新个体、分泌性激素和维持副性征。
5	泌尿系统	由肾、输尿管、膀胱及尿道组成，负责将机体代谢过程中所产生的各种不为机体所利用或者有害的物质向体外输送。
6	呼吸系统	包括呼吸道（鼻腔、咽、喉、气管、支气管）和肺，负责机体与外界环境进行气体交换的过程。
7	神经系统	由脑、脊髓、脑神经、脊神经、和植物性神经，以及各种神经节组成，能协调体内各器官、各系统的活动，使之成为完整的一体，并与外界环境发生相互作用。
8	内分泌系统	由甲状腺、甲状旁腺、肾上腺、垂体、松果体、胰岛、胸腺和性腺等内分泌腺组成，对整个机体的生长、发育、代谢和生殖起着调节作用。

在这里，我只是对人体的基本构造做了一个简单的介绍，父母要全面了解孩子的身体结构，可多读一些专门介绍儿童身体构造的书籍，更好地掌握孩子的成长状态。

孩子具有惊人的自愈力

我曾经在《新闻晨报》上看过这样一个新闻报道：

英国伯明翰市 14 岁女孩泰勒·鲍威尔被诊断出白血病后，虽然接受了化疗但仍毫无效果。医生认为，如果泰勒尔不立即接受骨髓移植手术，她将活不过几周。但令医生们匪夷所思的是，就在他们准备为泰勒尔实施骨髓移植手术时，她的白血病竟突然消失了，她的身体竟然奇迹般地"治愈"了自己。

母亲伊薇特回忆说："当我们来到医院准备接受骨髓移植手术时，主治医生马克·维兰吉博士脸上挂着掩饰不住的笑容，他沉默了好长时间，最后终于告诉我们，泰勒尔的白血病已经消失了。我们听了这个喜讯后彻底惊呆了，我们既困惑，又惊奇。我问他这是不是一个奇迹，他回答说除了奇迹外，没有任何词语可以解释这一切。"如今，在经过几个月的复查后，泰勒尔终于被证明彻底康复。

说起白血病，大家并不陌生，现在的电视剧中经常出现这种病，治疗的方法主要是化疗和干细胞移植（骨髓移植），病情严重者往往因为得不到匹配的干细胞移植而死亡。因此，在大多数人的眼中，白血病是一种很严重的病，仅次于不治之症。这样严重的疾病居然能够自我治愈，我们不得不赞叹：人类的身体真是太神奇了。

人体确实是一部神奇的机器，当它的某些部位或者零件被破坏时，它可以自动调整各种功能，去修复受到损害的部位或零件。简单点说，就是人体对许多疾病都是具有自愈能力的。自愈能力，简称自愈力，其实就是指生物依靠自身的内在生命力，修复肢体缺损和摆脱疾病与亚健康状态的一种依靠遗传获得的维持生命健康的能力。

对于这种自愈力，中医早就有着比较深刻的认识。中医药学理论的鼻祖、最权威的中医经典著作——《黄帝内经》中就提到："今夫热病者，皆伤寒之类也，或愈或死，其死皆以六七日之间，其愈皆以十日以上。"东汉时期著名的医学家张仲景也在《伤寒论》中讲到了许多疾病自愈的问题。《伤寒论》第八条："太阳病，头痛至七日以上自愈者，以行其经尽故也。"第十条："风家表解不了了者，十二日愈。"在中医理论中，当外邪侵入人体之后，人体的正气会起来抗争，就会出现发热、咳嗽以及现代医学所讲的白细胞增高等症状，这些都是人体自愈力与疾病抗争的表现。

德国医学杂志《生机》曾登载过一个医学报道，报道称，包括人体在内的诸多生命体，都拥有一个与生俱来、自主发挥作用的自愈系统，这种系统可以使肌体维持健康状态。而且，该报道还特别指出：人体自身有能力治愈的疾病占到了全部疾病的60%~70%。

现代医学认为，人体其实本身就是一个大"药库"——人体会分泌各种激素，这些激素含有不同的有效成分，这些激素自由排列组合后，可配制出三四十种药物。而人体的自愈系统可以说是这个"药库"里技术高明的药剂师，它能够很好地对各种情况进行分析、判断和管理——每当身体不适或生病时，自愈系统就会针对情况调整系统的功能，调动各种激素组合成有效针对不适症状的药物。比如，当孩子身体疼痛时，自愈系统就会让身体内能缓解疼痛的雌激素分泌增加；当孩子误食腐坏的食物时，人体就会自动开始呕吐、下泻，加速排泄的自然功能；如果孩子体内感染了细菌，白细胞就会进行吞噬或者借发烧完成杀菌的工作，这是因为身体原本就具备解毒、排泄异物、免疫、组织再生等等的自净作用，但很多父母却不明白这个道理。因此，当孩子的身体在自愈过程中产生一些症状时，许多父母通常都会通过药物或者打针来阻止身体的呕吐、拉肚子、发烧、发炎等各种反应。虽然这样做会暂时消除这些反应所带来的不舒服，但却会延长疾病的治愈时间。

可见，人体的自愈力就像是一个国家的军队一样，一个国家只有军队强壮才能获得真正的安全，如果依赖药物治疗就像是依赖外来的军队来帮自己打击敌人，那么虽然能打跑敌人，却也可能遭受外来军队的攻击。因为许多药物都是"双刃剑"，在治疗疾病的同时也可能会产生不良反应，从而导致新的疾病。在临床实践中，我们发现"药源性疾病"呈明显增多的趋势，现在许多国家已针对药源性疾病建立了相应法规和药政管理机构，国内监督药源性疾病的专著和杂志也不断涌现，这充分证明了人们对药源性疾病的日益重视。

因此，父母不要一发现孩子有点小症状就大惊小怪，迫切地要求医生为孩子打针、输液，追求立即停止孩子身上的不良反应。只要你在医生的指导下进行了正确的护理，就要充分相信孩子的自愈力。但要注意的是，相信孩子的自愈力并不意味着孩子有病也不看医生，而是要求父母正确地认识疾病。

能吃药不打针，能打针不输液

一天，我一上班，第一位小患者——一个一岁多的小男孩被妈妈抱着进来了，紧随其后的爸爸、爷爷、奶奶、外公、外婆把我小小的诊室挤得满满的。

抱着孩子的妈妈一见到我，就急急忙忙地说："大夫，赶紧看看我们家孩子吧，他昨晚有点发烧，哭闹了一晚上，嗓子都哭得有点哑了，还不停地流清鼻涕，吃饭也没胃口。"

我仔细看了看孩子，精神状态还好，面色正常，舌苔也只是有一点点红，身体各部位也无明显疼痛症状，又量了下体温，37.4℃，综合分析后，我认为孩子只是普通感冒，告诉患儿妈妈回去让孩子多喝水，好好休息，发烧的话就吃点退烧药。

孩子妈妈却说："大夫，我们工作忙，来医院一趟挺不容易的，为了让孩子快点好，能不能麻烦你给孩子开点输液的药？"

我告诉孩子妈妈："输液真没必要，你家孩子就是普通感冒，最多我给孩子开点小儿感冒冲剂就行。"

孩子的奶奶一听我只给开小儿感冒冲剂，当时就急了，说："大夫，我们花了这么长时间排队，好不容易挂了个专家号，你就开个小儿感冒冲剂，这算什么专家啊？"

孩子爸爸也一脸不忿："我一大早到医院来挂专家号可不是为了买小儿感冒冲剂的，你这也太不负责了吧，我要找你们领导投诉。"

孩子妈妈继续说："大夫，求求你了，给孩子开点输液的药吧，看着孩子这么难受，真是让人心疼啊。"

我好说歹说，才让他们明白了"能吃药不打针，能打针不输液"的医学基本原则。

像这样的情况很多，很多父母一到医院就要求给感冒的孩子输液，并要求使用各种高档抗生素，而这样的做法错得厉害，因为感冒大多数初期都是病毒感染，抗生素根本不起作用。

美国国家药监局早在 2007 年就曾发出警示，两岁以下的小孩，原则上不使用抗感冒药。至于通过输液治疗感冒，在美国更是难以想象。但在中国，世界卫生组织提出的"能吃药不打针，能打针不输液"的用药原则被颠覆了，中国是当前世界上首屈一指的"输液大国"。据报道，我国一年的输液量达 104 亿瓶，相当于 13 亿人每人输了 8 瓶液，远远高于国际平均水平。也就是说，中国人几乎把输液当成了饮料喝，一个"全民输液"的时代悄然到来。在儿童医院里，每天输液的患儿也高达三成以上。

造成这种局面的原因不仅在于一些医院和医药生产企业为了利益而鼓励患者输液，而且在于人们只知输液见效快，却不知正是这种药物可以直接进入人体血液的优势，潜藏着巨大的风险。

给孩子输液到底有哪些风险呢？

1. 易将病毒细菌带入体内

输液是让药物直接进入血液，如果药液在生产或储藏过程中被污染，或者没有使用一次性针头，或者针刺部位的皮肤没有好好消毒，就有可能让病毒、病菌进入体内，轻则引起局部发炎，重则病原体随着血液扩散到全身，引起败血症，发生生命危险。输液的环境不能做到完全无菌，还会导致交叉感染。

2. 注射剂微粒会在体内积蓄

质量再好的药液都做不到"零微粒"。某医院曾做过相关检查：在 1mL20% 甘露醇药液中，可查出粒径 4~30μm 的微粒 598 个。在 1mL50% 葡萄糖加入青霉素的药液中可检出粒径 2~16μm 的微粒 542 个，500mL 药液中就会有 20 万个微粒。而人体毛细血管的平均直径为 4~9μm，内壁也相当薄，约 1μm，婴幼儿的血管就更细了，如果经常输液，药液中直径大于 4μm 的微粒就会蓄积在心、肺、肝、肾、肌肉、皮肤等毛细血管中，长此下去，就会直接造成微血管血栓、出血及静脉压增高、肺动脉高压、肺纤维化并致癌。微粒堵积还会引起局部供血不足、组织缺血、缺氧、水肿和炎症、过敏等。随输液进入人体中的大量微粒被巨噬细胞吞噬后，又可使巨噬细胞增大，形成肉芽肿。

3. 不良反应强烈

因为输液是药物直接进入血液，所以比口服药物更容易出现药物不良反应，特别是过敏反应，严重的能引起过敏性休克甚至死亡。如果是口服，药物中能引起过敏的杂质可能就在消化道中被消化掉，或无法被身体吸收。打针因为所给药物的剂量较小，所以不太容易发生药物不良反应。

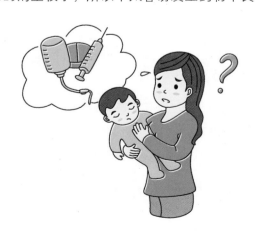

去看医生前，父母应该了解的问题

在儿科门诊中，经常会遇到家长带孩子来看病，好不容易挂上一个号，却因为准备工作没做好，最后搞得手忙脚乱，甚至无功而返。比如，腹泻的孩子都需要做大便常规检查，但有些家长带腹泻的孩子来医院，却忘了带上孩子的大便，而孩子到了医院却又没有便意，家长不是干等着孩子拉完大便后再做大便常规，就是不得不给孩子用点开塞露强迫孩子排大便。总之，不是耽误时间，就是会对孩子身体造成一点伤害。

为了避免耽误时间，延误孩子治病时机，我建议父母在带孩子去医院前，一定要根据孩子的病情做好相应的准备工作。在这里，我统一讲下在去医院前需要注意的一些问题。

1. 选择适合孩子的科室

孩子生病，最好选择儿童医院或专业医院的儿科就诊，因为儿科的医生长期接触患儿，比较了解儿童患病心理，能够帮患儿最大限度地缓解焦虑，减轻疼痛。而且这些地方有些医疗设备是根据儿童的身材专门定做的，更方便治疗。孩子如果得的是常见病，一般的医院都能诊治处理，没有必要舍近求远去大医院。因为大型医院往往病人集中，室内的就诊环境容易受到污染，而且由于患者众多，无形中延长了孩子等待的时间，容易延误孩子的最佳就诊时机。

2. 父母尽量保持冷静

许多父母发现孩子患病后，都会表现得十分慌乱、焦虑，孩子就会被父母的行为和情绪传染，变得比父母更恐慌和焦虑，对病情不利，因此父母这时要尽量保持冷静。

3. 带上孩子的健康档案

孩子患病后，父母最好为孩子做一个健康档案，档案上要记录孩子曾经出现的病症、预防接种情况、过敏情况、慢性病情况以及正在服用的药物，尤其是孩子最后一次生病吃药的情况。父母带孩子去医院前，一定要先把它放在包里，这能帮助医生更准确地判断孩子的病情，找到更适合的治疗对策。

4. 带上所有需要化验的东西

如果孩子是因为腹泻或呕吐要去医院就诊，父母一定要用保鲜袋把大便和呕吐物分别包好带去医院；如果怀疑孩子是误食引起的呕吐，还要带上孩子误食的食物或药物的包装；如果孩子被扎伤，一定要带上扎伤的器具；孩子生病前刚吃过的药也要带到医院，以便让医生排查孩子是否是药物中毒。

5. 孩子发高烧要先退烧

如果孩子发烧超过 38.5℃，要先给孩子退烧，再带孩子去医院，以免孩子在去医院的途中出现高热惊厥，而且要注意不要给发烧的患儿包得太多；如果孩子的体温没有达到 38.5℃，那么带孩子去医院时要随身带着退烧药和水，以便孩子在途中出现高烧时能及时退烧。

6. 暂时不要给孩子吃东西或喝水

孩子就诊前，父母最好不要给孩子吃东西或喝水，因为孩子的胃里充满了食物或饮料，可能会影响医生对病情的判断或治疗。比如，孩子需要做 CT 或 B 超检查时，按照规定需要由医生为孩子提前服用少量镇静剂，而胃里的食物会影响镇静剂的药效。

7. 带上尿布、衣服、玩具、食物、奶瓶

为了让孩子在就诊时感觉舒适一些，父母最好带上尿布、衣服、玩具、食物、奶瓶等孩子经常用到的东西。比如，孩子在等待治疗的时候，一个可爱的玩具能帮他缓解焦虑，打发无聊的时间。孩子在输液的时候，如果渴了饿了，或者拉了吐了，父母若能立即从包里拿出孩子爱喝的饮料、喜欢的食物、干净的尿布和衣服，就会让孩子感到舒适，减少哭闹。

8. 不要让孩子乱跑乱摸

尽管医院经常采取各种消毒措施，但因为医院是病人集中的地方，孩子免疫力又不如成人强，所以孩子去医院还是有可能受到细菌污染。因此，父母一定要看管好孩子，不要让孩子到处乱跑，更不要到处乱摸乱碰。比如，不要乱摸墙壁和楼梯扶手，不要捡地上的东西来玩，以减少和避免呼吸道和胃肠道疾病的传染。

9. 积极主动地配合医生治疗

在医生为孩子治疗时，父母应少说话、勤动手。比如，当医生为孩子打针时，父母最好别说"宝贝，别怕，打完针咱们就回家"这类诱哄的话，因为这只会给孩子增加压力，还不如镇静地扶住孩子，争取让检查一次性通过，这才是最大限度减少孩子痛苦的方法。

10. 适当给孩子介绍治疗过程

对于大一点的孩子，父母最好告诉孩子他即将接受的治疗，让孩子知道医生要先给他做身体检查，看是哪里出了问题，再帮他治病，比如，医生在为孩子包扎伤口，或者带他做 X 光检查，可能还有一些特殊又有意思的检查，这会避免孩子因为一直焦虑地猜想即将发生的事情所带来的心理痛苦。

11. 把孩子的病情如实地告诉医生

在医生问诊时，父母一定要提供全面、精确的信息，以便加快医生对孩子病情的诊断和治疗。如果孩子受伤，父母就要详细地向医生说明孩子受伤的时间和经过以及身体哪个部位出现水肿或疼痛。如果孩子感觉不舒服，要把他出现的每个症状，甚至哪个症状先出现，细致地告诉医生。

12. 了解清楚再离开医院

只有当父母清楚地知道孩子病情的一切情况及治疗方式，才算是一次真正有效的就诊。一般来说，父母在离开医院前，必须要了解的是：孩子得的是什么病，做了哪些检查和治疗，化验结果如何，CT、B超检查结果如何，需要吃什么药，每种药的名称、剂量、效果、副作用，孩子的伤口如何照顾，当孩子的症状没有好转，或者情况变得更坏时如何处理。只有当父母了解了这些情况，才能带孩子离开医院。

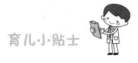

育儿小·贴士

医生有时因为特别忙碌，可能对孩子病情或治疗的信息交代得不够完整，因此，当父母想知道关于孩子病情的一切或对孩子即将进行的特殊检查不理解时，可以礼貌地寻求医生的解释。

第 二 章

让孩子少生病的智慧

为了孩子的发育，别用学步车让孩子学走路

我的一个同学打电话给我说，她的孩子快 9 个月了，最近她婆婆把学步车搬出来让孩子开始用了。因为白天老人一个人在家带孩子，孩子总是到处乱爬，弄得她做点事情很不方便，因此把孩子放进学步车里，让他自己玩，也不用担心他会乱爬摔倒或者乱翻抽屉了。但我的同学最近听人说最好别给孩子用学步车，会影响孩子骨骼发育，她很疑惑：到底要不要给孩子用学步车呢？

我直截了当地告诉她：别用学步车让孩子学走路！

学步车，顾名思义，是婴儿会走路前的辅助学习和代步的工具。在父母看来，有时家里人手不够，父母走开一下，把孩子放进学步车让他自己玩，孩子不会哭闹又能避免孩子爬到危险的地方。但这只是"看起来很美"，越来越多的调查研究显示，学步车不但不能帮助孩子走路，反而会对发育造成不良影响。

第一个意识到学步车危害性的国家是加拿大，加拿大从 2006 年 4 月开始成为世界上第一个禁止售卖婴儿学步车的国家。其原因是学步车只能帮助孩子站立，而不能帮助他们学会走路。不仅如此，由于学步车的轻便灵活，婴儿能借助它轻易滑向家里的任何地方，这无疑会增加他们接触到各种"危险品"的概率，导致意外伤害的发生。有数据显示，从 1990 年 4 月

到 1992 年 7 月，仅在加拿大渥太华的医院中就有 436 个年龄在 18 个月以下的婴儿因为使用学步车而受伤。

到了 2012 年，欧洲儿童安全联合会也向家长发出了"慎用婴儿学步车"的相关呼吁，原因是因为每年有很多儿童在使用学步车时受伤，其中最常见的情况是学步车快速移动时被楼梯或台阶挡住后翻倒，导致车中的孩子摔伤，而且绝大多数都是头部受伤。

我国卫生部发布的《儿童跌倒干预技术指南》，也曾明确指出家具和婴幼儿用具是造成婴幼儿跌倒的主要致伤因素。而该指南提到容易导致婴幼儿跌倒致伤的婴幼儿用具中就有学步车。

学步车的危害

1	在学步车中，孩子一走动，车子就跟着移动，孩子利用学步车的支撑代替了自身力量的运用，没有主动学习的机会，这对孩子的运动和平衡能力发展是极为不利的。
2	中国有俗话叫"七坐八爬"，孩子在成长中，"爬"非常关键，因为这个动作，会影响到日后的站姿能否直挺。而学步车的应用缩短了孩子"爬"的时间，过早使用可能相应减少了孩子的爬行经验，导致手脚协调度不佳、触觉经验不足，导致以后离开学步车时容易跌倒。
3	孩子在学步时是用脚尖移步的，依附着学步车实现了行走，这个过程中使孩子的大腿肌肉没有得到加强锻炼，一旦离开了学步车，大腿肌肉力量不足的孩子踮起脚尖走路就容易摔倒。
4	孩子在学步车中，碰到椅子、茶几等障碍物时，很容易"人仰车翻"，一旦车翻了孩子的头就会着地，这有致命危险。即使在相对安全的室内，一旦大人离开了小孩，活泼的孩子可能会把车带入卫生间、厨房、台阶处、有电插头的地方，造成危险伤害。
5	过早使用学步车还可能导致孩子罗圈腿。因为孩子的骨骼中含胶质多，钙质少，骨骼柔软，而学步车的滑动速度过快，孩子不得不两腿蹬地用力向前走，时间长了，容易使下肢骨骼变弯而形成"X"形腿或"O"形腿。

孩子比大人少穿一件衣服会更舒服

近日，朋友向我抱怨，自从生了孩子后，自己和婆婆的矛盾越来越多了，在照顾孩子的方式上，她们有很大的差异，昨天还差点吵起来。原因就是在给孩子穿衣服准备去公园时，婆婆认为孩子小、抵抗力低、身体弱，一定要比大人多穿一件；而朋友则认为孩子好动、容易出汗，不应该穿那么多。

其实，这样的问题在很多家庭都出现过，给孩子穿衣服穿多少比较合适？这个问题让很多妈妈左右为难，穿多了怕孩子热着，穿少了又怕孩子冻着。我的观点是孩子要比大人少穿一件衣服，这样孩子的感觉会更舒服。

相对于大人来说，孩子的新陈代谢较快，产生的热量也就相对较多，由于自身有很多热量需要散发出来，所以怕热。即使是不做剧烈活动的婴幼儿，由于新陈代谢极其旺盛，同样也是非常怕热的。新陈代谢旺盛是所有孩子的共同特点，这就决定了孩子都怕热而不怕冷的特点。因此，妈妈给孩子穿衣服一定不能贪多，一般来说是比大人少穿一件即可。

孩子穿衣服应该比大人少穿一件，这是有科学依据的。

美国的一个科研小组曾在小白鼠身上做过这样一个实验。将参加实验的小白鼠分成两组，一组长期生活在温室环境中，另外一组则每天定时在寒冷的环境中待上几个小时。一段时间以后，将这两组小白鼠同时放在寒冷的环境中，并在小白鼠的头部连上导线，观察它们肾上腺素和脑电波的变化。结果，定期在寒冷环境中锻炼的小白鼠对寒冷的刺激反应很小，组胺水平稳定；而长期生活在温室环境中的小白鼠脑电波和肾上腺素则都出现了剧烈变化，不仅组胺含量处于较高水平，还出现了上呼吸道感染的症状。

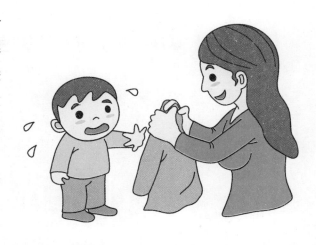

由此可见，孩子长期待在室内或穿着过厚，会逐渐丧失对冷刺激的应激能力。孩子比大人少穿一件衣服，能锻炼孩子对冷刺激的应激能力。

孩子的衣服穿得过多，不仅不会起到保护的作用，反而会使孩子的抵抗力下降，更容易患上感冒。在我的日常工作中，经常会接触到一些鼻塞、流涕、咳嗽等上呼吸道感染的小患儿，这些孩子一般都有一个特点，就是衣服穿得特别多，大人穿衬衣的季节，孩子穿着毛衣。

除此之外，孩子穿得过多还会影响其身体器官的发育。当孩子的衣服穿得过多时，身体里的热量就不能及时散发出去，这时人体自身的调节功能就会发挥作用：要么心脏会跳得弱些，以便于少产生热量；要么就会出汗或者发热，以便于被动地散热。所以，孩子穿得多了会影响心脏的发育，而心脏弱了就会影响整个身体循环，影响到孩子其他器官的发育。长此以往，孩子身体的各项器官发育都会受到影响，体质也就随之下降了。

那么，如何判断孩子的冷热呢？

大部分妈妈会根据孩子手脚的冷热来判断孩子是否冷了，实际上，这种方法是错误的。首先，手脚离心脏较远，所以温度相对要低一些，热起来也要慢一些；其次，手暴露在空气中，冷起来很快。这就是为什么有些孩子即使"穿得跟球一样"，身体已经热得受不了了，手还是会冰冷的原因。

科学判断孩子穿衣是否适中的办法

1	让孩子自由活动10分钟，如果孩子面色红润，贴身衣服是温热的，说明衣服穿的正好。
2	如果孩子面唇色红，贴身衣服有些湿，说明衣服穿多了，应该逐渐减少。
3	如果面色不红润，贴身衣服是干凉的，则说明衣服穿得太少了，应适当增加。

相对于对冷信号的敏感，大部分的妈妈对孩子热的信号无动于衷。比如孩子出现手凉了、流鼻涕了、咳嗽了等，就以为是冷了，其实这都是不准确的，因为正常情况下也可能出现这种状况。相反，对孩子出汗、踢被子、拒绝穿衣服等热的信号则要多加重视，因为这些才是孩子真正体热的表现。

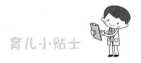

育儿·小·贴士

有些孩子习惯了穿厚衣服，妈妈担心突然减衣服孩子会不适应，这种情况可以选择在孩子洗澡之后减少衣服，同时，马上进行适量的身体活动，让孩子自身产生一定的热量，逐渐适应。

孩子边吃边玩，怎么办

前几天，我去亲戚家串门，去的时候正好赶上亲戚家的孩子在吃饭，这顿饭吃的，真跟打仗一样：孩子的奶奶一手端着碗，一手拿着勺子，跟在孩子的后面，趁孩子不注意，就往嘴里塞一口饭；孩子呢，要不就玩玩具，要不就跳来蹦去，吃饭只需用嘴，手就不用了。我问为什么不让孩子自己在餐桌上吃饭，提到这，孩子的妈妈和奶奶满是苦衷，"他根本就不会老老实实地坐下吃饭，每次都是边玩边吃，不喂他他就不吃了，一顿饭至少要吃一个小时，我们打过骂过都没用。"

其实，孩子不好好吃饭，边吃边玩儿的并不占少数，工作中，经常会有妈妈问我：孩子不老实吃饭怎么办？有没有什么好办法可以让孩子在吃饭的时候集中注意力？其实，这个问题的解决并不难，关键是要找到孩子边吃边玩的原因。

造成孩子边吃边玩的不良习惯有很多原因，大多与父母喂养孩子的方式不够科学有关。比如：孩子早已吃饱了，但父母却要求孩子一定要把定量的饭吃完；有的父母过分迁就孩子，孩子想怎么样就怎样；有的父母没有为孩子建立科学的生活习惯，孩子玩得正在兴头上，却硬拉着孩子去吃饭；还有的家庭没有对孩子进行良好的餐桌礼仪教育，等等。这些原因都有可能让孩子养成不良的吃饭习惯，使吃饭成为孩子的一种负担。

那么，怎样做才能让孩子改掉边吃边玩的坏习惯呢？家长们可以从以下几个方面入手。

1. 不要喂，鼓励孩子自己吃饭

孩子在一岁左右时，有自己动手的强烈愿望，此时的他们对任何事情都有浓厚的兴趣，吃饭时常常有抢勺子的举动。这时，父母应该因势利导，鼓励孩子学习自己吃饭，并在旁边给予适当的帮助。当然，这个年龄孩子的细微动作还不协调，所以常常会有弄洒饭菜的情况发生。没关系，不要怕麻烦，坚持让孩子自己吃饭。因为如果此时剥夺了孩子学习吃饭的权利，可能就为以后的孩子不自己吃饭"打下了基础"。其实，不管是孩子还是成年人，学习新技能时都要经历从不熟练到熟练的过程，妈妈要做的就是最大限度的给予支持和鼓励，更何况，孩子在学习自己吃饭的过程中，还能促进手眼协调动作的发展。

2. 固定吃饭的座位和时间

妈妈必须下定决心，只在餐椅上或餐桌旁（如果没有餐桌，要选定固定的位置）才给东西吃，以养成孩子吃东西不四处乱跑的习惯。另外，除了规定的进食时间之外，不要给孩子东西吃，两餐之间不要给孩子吃过多的点心，特别是吃饭半小时之前不可以吃零食，否则会影响孩子的食欲。吃饭的时候不要让孩子看电视，同时要把玩具书拿走，以免影响孩子的注意力。

3. 选择合适的餐具

漂亮的餐具可以刺激孩子进食的欲望，妈妈可以给孩子准备一套漂亮的餐具，比如卡通图案，或者色彩比较丰富的，这个视孩子的喜好而定。此外，妈妈应该准备适合孩子用的勺子、碗和盘子，勺子的大小要适合孩子的嘴，不要太大也不要太小，最好一勺子一口，不多也不少；碗、盘子要好盛饭，以免溢出或打翻。

4. 利用孩子的逆反心理

孩子大约在两岁以后，会特别喜欢与父母对着干，越是让他坐着吃饭，他越要走来走去，动动这儿，摸摸那儿。这时，可以合理利用孩子的这一逆反心理，比如，有意地说："今天的饭真好吃，你先别吃了，玩去吧。"或者说："菠菜有营养，你少吃点吧。"这样，在逆反心理的作用下，孩子往往会一边喊着"我要吃"，一边大口地吃很多。

5. 鼓励与肯定

鼓励比训斥要有用得多。孩子吃饭前要诚恳地与孩子进行沟通，在合理的情况下尽量满足孩子的想法。孩子吃饭时要尽量用鼓励、肯定和期望的语气和他沟通，"很好，就剩下几口了""你今天的速度比昨天还快""你一定可以在七点之前完成"。这样的鼓励会让孩子觉得吃饭是一件快乐的事情，从而喜欢上吃饭。除此之外，还可以和孩子讲好，如果坚持好好吃饭，就能得到他想要的东西。在餐桌前贴一张表格登记用餐的情形：20 分钟之内吃完贴一个大星星，30 分钟之内吃完画一个苹果，不到处跑画一个圆圈，不剩饭画一颗小星星……让孩子明白其中的含义，体验成功的喜悦，积累一段时间后再好好地奖励他。

习惯的养成是一个漫长的过程，经过长时间愉快的引导和示范，不仅可以让孩子学会自己吃饭，还可以帮孩子养成良好的用餐习惯。

少让孩子吃反季节的蔬菜和水果

一天早上，我像往常一样去查房，刚一进门，便看到一位妈妈正在喂一个小患者吃西瓜，看到我来了，小患者还高兴地捧着一块西瓜让我吃，我在礼貌谢绝的同时却感到有些不对。要知道，当时可是寒冬腊月，西瓜可不是当季的水果，于是，我问孩子的妈妈："这个季节，怎么想起给孩子买西瓜吃啊？"

孩子的妈妈笑着说："孩子昨天看电视，里面正好演了一个小朋友吃西瓜，孩子看到后就也要吃西瓜，虽然有些贵，但孩子想吃，就买了。"

我听后嘱咐她："孩子想吃固然好，但这种反季节的水果可能是药物催熟的，所以还是少吃为妙。"

这件事情虽然不大，但却给我留下了深刻的印象。现在，很多家庭都只生一个孩子，而这唯一的孩子也就自然成了家里的"小皇帝"，要什么给什么，什么贵给买什么，特别是在吃的方面，不管是不是当季的蔬菜和水果，只要孩子想吃，妈妈一般都会想方设法地满足孩子。但是，妈妈们有没有认真考虑过，这反季节的蔬菜水果是怎么生长的？这样的食物对孩子的身体健康有影响吗？

殊不知，许多外表看起来让人垂涎欲滴的反季节水果都是中看不中吃的，它们是用一些化学物质催熟、保鲜的。这些反季节的"问题水果"不但营养价值不高，还会给身体带来很大危害，儿童更要谨慎食用，因为使用了激素的反季水果可能会导致孩子性早熟。

性早熟是小儿常见的一种内分泌疾病，是指女孩在 8 岁以前，男孩在 9 以前出现第二性征或女孩在 10 岁以前出现月经初潮。近年来，孩子性早熟的发病率显著提高，已成为最常见的小儿分泌疾病之一，并且女孩的发病率比男孩高 4~5 倍。性早熟的孩子青春期提前，性特征会提前出现。例如，女孩会过早的出现乳房发育，甚至出现月经来潮的现象；男孩的性特征则变得不明显。性早熟的孩子其自理能力和性心理尚不成熟，容易发生社会问题，并给父母造成精神上和生活上的负担。此外，由于患儿骨骼生长加速，骨骺提前闭合，虽然暂时较其他同龄儿童高，但成年后往往身材比正常人矮小。

其实，反季节的蔬菜和水果本身是没有任何危害的，它们是在温室里通过大棚设施、提高室温等手段改变其生长环境，从而让植物的成熟季节提前，并不是靠使用激素才生长的。但为了增加产量，有些不法果农们经常过量使用植物生长调节剂，即激素。这些激素可以促进果实发育、生长和早熟，使植物增产 20% 左右。"催"出来的反季节水果，虽然在颜色和外形上都很诱人，但里面的果肉还没有成熟，不但尝不到香甜的鲜味，营养成分也大打折扣。

中国有个传统说法叫作"不时不食"，也就是说食物需要得到天地物候之灵气，它的性质与气候环境的变化是密切相关的。如果不是应季食物，它就没有那个季节的特性，营养价值也就因此而发生了改变。生活中，我们有时很难用肉眼辨别哪些是用了激素的果蔬，哪些是自然生长的果蔬，而为了避免误食，最好的办法就是依照植物生长的自然规律，尽量食用当季的食物。

吐奶，是孩子在抗议

"这是昨天晚上收进来的孩子，只有两个月，总是吐奶，家长很紧张。门诊诊断为肺炎，拍了片子之后确定不是。"早晨查房时，昨晚值班的一线大夫在患儿的病床前向我说道。

我用听诊器听了听孩子的肺部，非常清晰，没有湿罗音。我又向孩子的妈妈询问了几个问题：孩子是最近爱吐还是出生后一直吐？在什么状况下吐奶？睡后吐不吐？

孩子的妈妈说："孩子出生后就容易吐，近期比以前吐得严重了。大多在睡后或吃完奶后不久吐，但有时候孩子一用力也会吐。"

"孩子是母乳喂养还是吃奶粉？"我又问。

"我担心奶水不够，所以目前是混合喂养，吃完我的奶水后再喂点牛奶。"孩子的妈妈回答道。

听到这里，我有了初步的判断，这个孩子是胃食管反流。

我对孩子的妈妈说："孩子吐奶可能是你喂多了。如果你确定孩子吃你的奶水吃不饱，可以少给一点牛奶，但是要注意控制量。如果加了 70mL，孩子吐了，说明你喂多了，下次要少给点，这其中的规律你要自己去摸索。"

孩子的妈妈听后点了点头。

第二天中午，我正在办公室休息，孩子的奶奶急匆匆地跑到办公室说：

"大夫，你快去看看吧，孩子又吐奶了。"

我赶快跑过去看了一下情况，小家伙竟然有了点头呼吸，气管里还能听见少许的喘鸣音，怪不得门诊大夫曾诊断为"肺炎"。我询问了一下喂养情况，得知孩子刚才吃完妈妈的奶后，家长又给吃了 50mL 牛奶。

我再次看了看孩子的化验单，回想了一下孩子的治疗过程，听着他均匀的呼吸声，我突然明白了，对孩子的妈妈说："不用发愁了，孩子吐奶就是在抗议吃多了，我们一开始都忽视了孩子的抗议。"

孩子的妈妈迷惑地看着我。

我问："你孩子每次吃完你的奶后有没有饥饿的表现？"

"没有。"孩子的妈妈想了想后回答道。

"那你还是给孩子吃得太多了，我最初的建议需要调整一下，你不要给孩子补喂奶粉了，喂完你的奶水后就让孩子休息。如果他很快就饿了，先母乳喂养。如果母乳真的跟不上他的需求了，加一次奶粉，就这样做，你可以先试验一下。"

经过指导和观察，第 3 天孩子变得正常了，既没有吐奶，也没有气喘的出现，不久便出院了。之后，孩子都没有再因吐奶来复诊过。

其实，每个孩子在生长发育期间都有个生理性胃食管反流的时期，因为婴儿贲门（胃部入口）局部括约肌发育不全，最常见的年龄是在 6 个月之内。无器质性病变，多在 18 个月内会逐渐好转，主要表现为进食后出现呕吐现象。但如果小婴儿长期呕吐甚至影响生长发育和反复不愈的呼吸道感染，就属于病理性的了，所以合理的喂养很重要。

除了喂奶量过多以外，孩子吃奶前哭闹或吃奶过急以至吸入过多空气、喂奶后过多翻动、吸食时间过长、配方奶太烫或太冷、配方奶稀释过分或经常更换奶粉品牌等，都可能导致孩子吐奶。

给孩子断奶的诀窍

表妹家的孩子已经 15 个月了，表妹想给孩子断奶，可试了几次都没有成功，于是打电话来向我咨询。我问她是如何断奶的？表妹说："就是突然一点都不给孩子吃了，为了避免孩子半夜吃奶，还把孩子送去和他奶奶一起住，可每次孩子都哭闹得很厉害，嗓子都哭哑了，怎么哄都不行，只能又给孩子吃奶。如今孩子已经一岁多了，不能总不断奶啊！有没有什么断奶的好办法呢？"

我回答说："你的方法完全错了，其实孩子断奶并不难，找对方法才是关键。"

关于母乳喂养的时间，美国小儿科医学会建议妈妈至少哺喂母乳一年，而世界卫生组织则建议哺喂到两岁，然后再由妈妈和孩子一起决定断奶的时间。目前也有研究指出，母乳在第二年提供的抗体反而会增高。所以，孩子断奶最好在一岁之后。

事实上，孩子长到一岁以后，妈妈根据自己的情况选择断奶方法是非常容易的，因为这个时候乳汁分泌量已经没有之前那么多了，孩子也可以从正常的食物中获取必要的营养，这个时候断奶对孩子和妈妈都有好处。

1. 慢慢延长哺乳的间隔时间

断奶初期可以先慢慢延长哺乳的间隔时间，如果孩子平时是两个小时喝一次奶，妈妈可以慢慢延长到三、四个小时喂一次奶，或是用其他食物来替代，这样不仅可以逐渐减少孩子喝母奶的次数，妈妈的奶水也会逐渐减少。

2. 改变孩子喝奶的习惯

每个孩子都有一些固定的喝奶习惯，比如有的孩子习惯早上起床后喝母乳，有的必须中午喝完母乳再睡觉。妈妈给孩子断奶时可以先改变自己，让孩子无法维持这些习惯，例如，可以比孩子更早起床，让孩子无法直接在床上喝奶；中午带孩子去公园玩一会儿，玩累了就回家睡觉。

需要注意的是，晚上睡觉前喝奶的习惯可以最后改变，因为这个时间段是孩子和妈妈一天之中最亲密的时间，喂母乳可以让孩子停止哭泣，具有安抚的效果，所以这一餐可以放到最后再戒。

3. 以其他方式陪伴孩子

有些孩子在妈妈没有办法陪他玩，感到无聊时也会喝奶。如果有这样的情况，妈妈们应该尽量放下手边的事情，多陪孩子玩，或者做其他有趣的事情，让孩子不会感到无聊而想喝奶。

4. 不主动不拒绝

妈妈可以采取"不主动，不拒绝"的策略，孩子要吃母乳就喂，没有要求就不主动喂。妈妈对待孩子的态度至关重要，如果妈妈充满爱意地陪伴孩子，孩子断奶时会比较顺利；反之，如果妈妈急于断奶，会使孩子焦虑不安，更加渴望吃母乳。

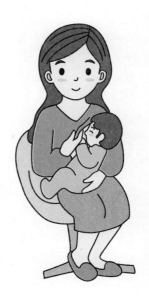

5. 爸爸来帮忙

鼓励孩子的爸爸在断奶的过程中起到积极的作用，如果孩子在临睡前或睡醒时有吃奶的习惯，可以让爸爸来哄孩子入睡或起床穿衣，妈妈则多采取心理抚慰，多带孩子到新鲜有趣的地方玩耍，吸引孩子的注意力，让孩子逐渐忘记母乳。

理想的断奶方式应该是循序渐进的，让妈妈和孩子都有一个适应的过程，所以已确定断奶时间的妈妈，可以提前做断奶的准备，如果可能，甚至可将计划时间设定得长一点，这样不仅时间比较充裕，成功的可能性也较高。

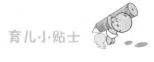

一般来说，妈妈的奶水和孩子的需求存在着供需关系，所以只要孩子不再吸吮妈妈的乳房，或是妈妈不再将奶水挤出来，奶水就会逐渐变少。当然，如果妈妈涨奶的感觉实在严重，可以先挤出一点奶水，然后再冰敷乳房，以此减轻不适的感觉。如果妈妈突然快速进行退乳，除了乳房疼痛外，还可能会导致乳腺阻塞或是乳腺炎。妈妈在乳房疼痛时可以使用白菜叶冰敷乳房，因为白菜叶具有良好的消肿效果，白菜叶的形状还正好能覆盖在妈妈乳房上。

睡前喝奶的孩子爱生病

一日上午，我正在门诊值班，一位30岁左右的女士抱着一个10个月大的婴儿走了进来，后面还跟着一位60多岁的老人。"大夫，你来看看我的女儿，不知道为什么，她嗓子总是发炎，这次都吃了两个礼拜的消炎药了，嗓子还是不见好，孩子又哭又闹的。"孩子的妈妈焦急地说道。

我给孩子做了初步的检查，没有发现什么问题，又看了一下孩子的化验单，也没有什么异常。这时，孩子的奶奶对孩子的妈妈说："孩子有点困了，把奶瓶给她吧，她自己喝着奶就能睡着了。"

听到这句话，我突然明白了。"孩子平时有抱着奶瓶入睡的习惯吗？"我赶忙问。

"是啊！平时喝着奶自己就睡着了，一点都不闹，特别乖。"孩子的奶奶笑着说。

我点点头说道："这可能就是孩子嗓子总是发炎的原因，你们回去别给孩子吃任何药了，睡前喝奶的习惯也改掉，观察两个星期看看，如果还是不好再来医院。"

两个星期后，孩子的奶奶一个人来到了医院，一进门就高兴地对我说："大夫，我今天不是来看病，是专门来感谢你的。我们听了你的建议让孩子改掉睡前喝奶的习惯之后，孩子嗓子发炎的情况果然不治而愈了。真是太谢谢你了，要不是你，我们还在给孩子乱吃药呢。"

孩子奶奶的一番话让我十分感动，这再次证明了我的判断是正确的。临床工作多年，经过我的观察，我发现很多反复患有呼吸道感染的孩子都有一个共同的习惯，就是睡前喝奶，这是个非常不好的习惯。小孩子的咽喉是个很容易藏污纳垢的地方，如果护理不当，孩子就容易发生反复的呼吸道感染，而睡前喝奶更是增加了孩子患呼吸道感染的机会。

一方面，儿童的生理结构比较特殊，与成人相比，婴儿鼻咽部不仅相对狭小，而且比较垂直，虽然扁桃体具有一定的防御功能，但是牛奶是很好的细菌培养基，当孩子喝完奶后，残留的奶渍很容易导致细菌滋生，从而导致孩子的喉咙发炎。同时，儿童的各器官相距很近，细菌大量滋生后还会危害其他器官的健康。比如，小儿的耳咽管较宽，短且直，呈水平位，因此，嗓子发炎后还可能并发中耳炎等。

另一方面，孩子睡前喝奶容易导致胃食管反流。胃食管反流在新生儿和2岁以下的儿童身上特别多见，占患病人数的60%~70%。胃食管反流大多属于生理性的，临床上很少会出现不适的症状，但是如果孩子在睡前喝奶，就容易让本来需要休息的消化系统再次工作起来，加重胃食管反流，严重时就容易引起胃食管反流。发生胃食管反流后，反流的胃酸会刺激呼吸系统，导致发炎，临床上的典型症状为消化系统症状，如食欲缺乏、反食、上腹痛等，非典型临床表现还会出现呼吸系统症状，如呼吸暂停、喘息、喘鸣、喉支气管炎、反复肺炎、声音嘶哑以及鼻窦炎、慢性咳嗽等。需要注意的是，胃食管反流的症状与感冒、食欲缺乏等表现很相似，临床上还没有准确的筛查技术，所以常常被误诊为反复呼吸道感染。

对于反复患有呼吸道感染的孩子，妈妈们要注意观察，如果孩子清晨起来嘴里经常有异味或经常有便秘和消化不良的情况，一定要尽快改变不良的饮食习惯，让孩子健康成长。

改变孩子睡前喝奶习惯的小方法

1	如果孩子年龄较小，还不好改变睡前喝奶的习惯，那就在孩子喝完奶后喂几口白开水漱口。
2	尽量把喝奶的时间提前一个小时，不要让孩子抱着奶瓶睡觉。
3	对大一点的孩子，可以通过讲故事、讲道理的方法来分散孩子注意力，改变睡前喝奶的习惯。

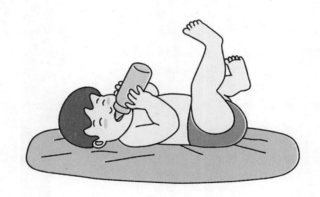

如何让孩子在幼儿园少生病

"我今天得早点回家，我女儿又生病了，没去幼儿园，我妈妈在家带着呢。这个月孩子一共就上了 10 天的学，这一上幼儿园就生病可怎么办？"办公室的一个女同事抱怨道。

她家的孩子今年 3 岁了，上个月刚送去幼儿园。孩子的身体本来不错，在家的时候也不是经常生病，可不知怎么了，自从上了幼儿园，每个礼拜都会生病，不是感冒发烧就是咳嗽，要不就是身上起疹子，家人都急坏了。她和老公都要上班，本想着孩子能送幼儿园就轻松了，没想到送了幼儿园之后总是生病，变得更麻烦了。

其实，同事家的孩子并不是个例，一上幼儿园就生病的孩子还真不少。通常来说，孩子上幼儿园后容易生病，主要有以下几种原因。

1. 分离焦虑

孩子一入园就生病可能是分离焦虑导致的。孩子进入幼儿园，就像成人走入社会一样，需要一个适应的过程。由于离开了熟悉的环境和家人的陪伴，突然来到陌生的环境中，孩子必然有恐惧、害怕、焦虑的心理，再加上幼儿园孩子较多，交叉感染的机会也随之增加，必然会导致孩子身体的抵抗力下降，于是得病就不可避免了。因此，为了让孩子尽快适应幼儿园的生活，在孩子入学之前，妈妈要先让孩子有一定的心理准备，灌输给孩子一些幼儿园的概念，可以时不时地告诉孩子：幼儿园里面有许多和他一样的小朋友，大家可以一起在里面生活、学习和玩耍。当然，如果有时间，最好带孩子去幼儿园周围看看，排除对幼儿园的陌生感。

2. 饮食不当

3~6岁的孩子正处在生长发育旺盛的时期，合理营养、平衡膳食是保证孩子健康成长的基本条件。但是许多妈妈对孩子都是百般宠爱，什么都依着孩子，孩子爱吃的东西就依着他吃，不爱吃的就不吃，只要孩子能吃饱就行，不考虑是否达到营养均衡。因此，进入幼儿园后，许多孩子挑食的习惯变得尤为明显，有的孩子光吃菜不吃饭，有的只吃荤菜不吃素菜，有的孩子一口饭在嘴里含了半天咽不下去，还有的孩子遇到不爱吃的菜就吐出来，甚至有的孩子上学还带着奶瓶，基本上不吃饭。另外，许多孩子在入园前都不会自己吃饭，全都靠大人一口一口地喂。当孩子去了幼儿园后，来到一个新的环境，本来就有许多的不适应，再加上自己不会吃饭，就更不肯好好吃饭了。如此种种，都会造成孩子饮食不规律，时间长了就会导致孩子的抵抗力下降，经常生病。

3. 交叉感染

幼儿园里孩子多，接触频繁，交叉感染导致的生病也很常见。为了尽量较少交叉感染的风险和机会，妈妈在给孩子选择幼儿园的时候一定要先考察好幼儿园的环境，选择干净，卫生的幼儿园。另外，妈妈还要留意每个季节的流行病，一旦幼儿园已经有孩子患病，最好先给孩子做好防护措施。

当然，要想让孩子少生病，最重要的是增强孩子自身的抵抗力，比如经常让孩子参加体育锻炼。但是，现在的孩子都是家中的"小皇帝""小公主"，几个大人围着一个孩子转，走路怕孩子累着，出门就坐车，甚至进幼儿园都要抱到教室里，更别说让孩子锻炼了。事实上，孩子上幼儿园过集体生活，接触的人多了，万一幼儿园里有人感冒或者得了什么传染性疾病，很容易交叉感染，要避免被感染，增强自身抵抗力才是最根本的。所以，平时妈妈不仅要保证孩子的睡眠，更要让孩子多锻炼身体，这样才能让孩子拥有健康的体魄。

总之，妈妈应多留意孩子的状况，找出生病的原因。如果是分离焦虑导致的生病，妈妈就应该好好安抚孩子的心灵；如果是饮食不当导致的生病，妈妈就多注意调整孩子的饮食；如果孩子抵抗力较低，就多让孩子锻炼身体。无论如何，身体强健才是保证不生病的最好方法。

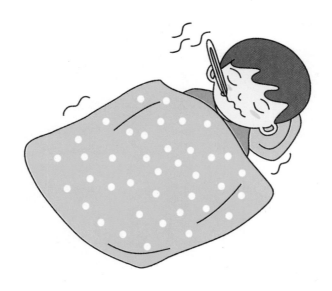

第 三 章

孩子应该怎么用药

给大人的药，不能给孩子吃

　　一天早上，一位老人抱着一个 2 岁左右的孩子踉踉跄跄地来到了医院的急诊室，边跑边大声哭喊："医生啊，求求你们快来救救我的孙子吧。"我在走廊听到哭喊后马上来到孩子身边，只见孩子脸色苍白，口吐白沫，呼吸急促，心跳加快，有抽搐的迹象，身上还有一些红点。

　　"孩子吃了什么东西吗？"我一边给孩子做检查一边问老人。

　　"也没吃什么，就是这两天孩子身上起了一些小红点，我以为是普通的过敏，就把上次他爸爸吃剩下的过敏药给孩子吃了两片，谁知吃了没多久孩子就这样了。医生啊！孩子的爸妈都出去打工了，把孩子放在家里让我带，可不能出什么意外啊！求求你，一定帮我治好我的孙子。"孩子的奶奶越说越激动。

　　了解了孩子的情况后，我们基本可以判断孩子的表现是药物过敏，于是马上进行了抢救。经过了一天的治疗和观察之后，孩子的情况基本稳定了，呼吸平稳，心跳正常。又观察了一天之后，孩子的脸色也有所好转，还主动进食了。孩子好了，我们所有人都松了一口气。

　　这些年，虽然孩子服用成人药后出现不适反应的事件屡见不鲜，但仍有很多妈妈乱给孩子喂食成人药。很多孩子的妈妈都认为儿童用药与成人用药的区别只是剂量不同而已，只要适当的减量，成人药是可以给孩子吃的。调查显示，80％的患儿妈妈承认自己曾给孩子服用过成人药。有的妈妈还认为，儿童药的药效慢，服药后作用不明显，不如成人药好用。其实，给孩子服用成人药是一种非常危险的行为。

首先，小儿的生理特点与成人有很大的不同，很多成人用药即使在减小剂量的情况下也不适合小儿服用。如成人常用的抗过敏药和抗眩晕药盐酸异丙嗪，小儿服用后易致幼儿惊厥，所以3个月以下的儿童是禁止服用的；马来酸氯苯那敏，儿童服用后易导致烦躁、焦虑、入睡困难和神经过敏，所以2岁以下的儿童要谨慎使用；胃动力药多潘立酮（吗叮啉），可能对1岁以下儿童的中枢系统产生副作用；驱肠虫药阿苯达唑和甲苯达唑，服用后大部分成分要从肝、肾代谢，2岁以下的儿童如果服用会造成肝、肾损伤。

其次，除了内服药之外，小儿使用成人的外用药也是不安全的。例如，新霉素滴耳剂可能对婴儿的听力系统造成损害；成人用萘甲唑啉（滴鼻净），小儿使用后可能会发生中毒反应；氢化可的松软膏、醋酸曲安奈德软膏（皮康霜），有导致皮肤毛细血管扩张、色素沉着、伤口愈合延迟、皮肤干燥或萎缩、紫癜等副作用，婴儿要谨慎使用；喹诺酮类药物（沙星类）可以影响小儿软骨的生长发育，所以18岁以下的未成年人不宜使用。

有的妈妈认为：西药不安全，中药的副作用小，可以给孩子服用。其实，这种想法也是错误的，很多中成药并不适合小儿服用。例如，藿香正气水，由于含有酒精的成分，所以儿童禁止服用；人丹含有朱砂，所以婴幼儿和儿童忌服；麻仁润肠丸可导致腹泻，儿童不应长期服用；六神丸中有雄黄，其主要成分是三硫化二砷，遇热后容易被分解氧化，变成含有剧毒的三氧化二砷，也就是人们常说的砒霜，对人的神经系统、造血系统、消化系统和泌尿系统等产生严重的影响，所以不适合婴幼儿使用。

除了过敏反应和对身体的副作用之外，给孩子服用成人药，剂量上也不好控制。妈妈难以准确地分割药物的剂量，吃多了容易导致药物中毒，吃少了又起不到治疗的效果。还有一些药物为胶囊、缓释片、肠溶片等，分割之后就失去了对药物制剂特殊的保护意义，不仅可能导致药物失效，更有可能使药物产生毒性，增加服药的风险。

　　总而言之，成人药最好不要给孩子吃，孩子生病后最好给孩子选择儿童专用药物。儿童专用药一般都经过了专业的临床试验，不仅服用起来更加安全，而且多为口服液、颗粒剂等制剂，符合儿童的用药习惯，孩子更容易接受。

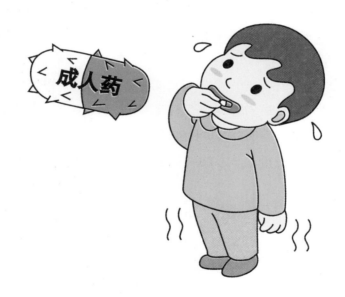

孩子不想吃药，怎么办

"我不想吃药，太苦了，我就不吃。"一个孩子一边捂着嘴，一边往病房外面跑。

"想不想你都得吃，不吃药病怎么能好？快点过来。"孩子的妈妈一边说，一边伸手把孩子抓了回来，抱起来放到床上，和孩子的爸爸一起，捏着孩子的鼻子，强行把止咳糖浆放到了孩子的嘴里，让孩子喝了下去。

药暂时是喝下去了，可孩子开始不停地哭闹，哭着哭着就发生了呕吐，把刚吃下去的药又都吐了出来，这么半天的努力都白费了。

而另一边，一位妈妈也在给孩子吃药。

孩子看到药后皱了皱眉头，"妈妈，我不想喝，这个药太苦了。"孩子使劲儿地摇了摇头。

孩子的妈妈听后并没有生气，而是温柔地对孩子说："妈妈知道这个药有点苦，可妈妈也知道你是一个勇敢的孩子啊！你不是想变成超人保护人类吗？超人应该是什么都不怕的，对不对？"

孩子低头想了想，把药接了过来，一口喝下去后，笑着对妈妈说："我是超人，我什么都不怕。"

吃药，是很多孩子的噩梦；喂孩子吃药，是很多妈妈的难题。上面两个孩子吃药的事情是某一天我在病房中看到的真实场景，两个妈妈的不同表现说明了不少问题。当孩子对吃药发生了抵触的行为后，第一位妈妈选择了强行给孩子喂药的方式，我觉得这并不是最好的办法，而第二位妈妈积极引导的方法似乎更能让孩子接受。那么，当孩子不想吃药的时候，还有什么好办法呢？

喂孩子吃药的方法

1	如果孩子吃的是药片，可以把药片研磨成药粉，如果药粉的味道较苦，可以在冲泡药粉时加入少量的糖水，以减轻药的苦感。
2	不要把药粉全部倒进牛奶或整瓶的水中给孩子喝，因为这样会影响孩子的食欲，使病中的孩子变得更加食欲不佳。
3	要特别注意给孩子喂药的时间，不要在孩子刚吃过饭后喂药，因为如果孩子稍一恶心，就容易引起呕吐。还在哺乳期的孩子最好先吃药后喝奶，以减少孩子呕吐的机会。

当然，如果上面所讲的方法都没有效果，孩子又不得不吃药时，就难免要强迫一下了。需要注意的是，强行给孩子喂药时一定不要让孩子的头向后仰，因为那样很容易使药呛进气管。要尽可能温和地抓住孩子，如果抓得太紧，孩子的心里会更加害怕，从而哭闹、挣扎得更厉害。

相对于吃药来说，打针更让孩子害怕，甚至有时是孩子一人打针，全家齐上阵。那么，帮助孩子顺利打针的办法又有哪些呢？

让孩子顺利打针的方法

1	孩子平时玩闹或淘气时不要用打针去吓唬孩子，否则会加重孩子对打针的恐惧心理，以至于到了真正要打针的时候孩子无法接受。
2	打针前不要骗孩子说"打针不疼"，因为孩子自己会有痛感，会有自己的真实感受，打针前大人最好直接告诉孩子会有点疼，并鼓励他要勇敢地接受。
3	平时让孩子玩医生和病人的角色扮演游戏，也可以减轻孩子对打针的恐惧。在游戏中，孩子可以通过体温计、听诊器等模拟玩具把自己扮演成医生或护士，也可以让孩子自己扮演病人，家长扮演医生或护士，在游戏的过程中，孩子会对打针的过程有所了解，并逐渐消除内心的恐惧。

　　总而言之，吃药和打针都不是一件快乐的事情，父母应该早点让孩子知道这点，不要欺骗孩子，同时正确鼓励地引导孩子，鼓励孩子要勇敢，孩子解除顾虑后自然会接受，这样孩子打针、吃药也就不是什么难事了。

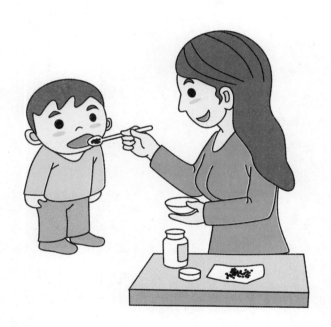

不同年龄段的孩子，要用不同的药物剂量

　　"这个药品说明书真不负责任，只写了'儿童酌情减量'，可这'酌情减量'是减多少啊？也不写明白了，我还得去问医生。"一天早上我去查房时，一位家长正在拿着说明书，和另外一位家长抱怨。

　　"是啊！前些天我儿子发烧，我在药店里找了好久的退烧药也没找到有一个明确标明服用剂量的。最后，好不容易找到一瓶标明服用剂量的退烧糖浆，却还要按照孩子的年龄和体重来综合计算准确的服用剂量，真是太麻烦了。"另外一位家长也在抱怨。

　　听到这里，我刚好来到了这位家长身边，"刚刚你们说的是什么药？把说明书让我看一下吧。"接过说明书后，我重点看了服用剂量一项，发现这说明书对儿童服药剂量的标注确实不太明确，只写了成人的用药量和"儿童酌情减量"等字眼。对于家长来说，"酌情减量"这句话太难以判断了，给多了怕出现不良反应，给少了又怕起不到治疗的效果，那要减多少才是合理的呢？这让很多家长头痛不已。想到这里，我仔细观察了孩子的病情，并把该药的服用剂量告诉了家长。

　　在我所接触的患者中，几乎每一个孩子的家长都遇到过这样的问题，去药店给孩子买药，专门的儿童用药真是少之又少，很多时候只能不得已而给孩子选择成人用药。我们医院在遇到没有儿童药物时，不得不将成人药品，根据患儿的年龄、体重、体表面积等折算成合适的用药剂量给患儿使用。

家长在给孩子用药时需要注意：挑选正确的药物、计算适合的剂量、选择恰当的给药途径及药物剂型。

在药物剂型上，如果孩子年龄较小，最好选择小儿剂型的药物，颗粒剂、糖浆剂、滴剂、口服液等。这样做，一是可以避免由剂量分割造成的不便或不良后果；二是这类药物孩子更容易接受，喂药也相对方便。如果没有小儿剂型的药物，家长在喂药时要严格按照儿童用量进行准确分割，避免药物过量造成的毒性反应。

在小儿药物剂量的计算方法中，按体表面积计算是最为科学：

儿童用药量 = 儿童体表面积（m^2）× 成人剂量 /1.73 m^2

儿童体表面积 =（体重 ×0.035）+0.1

不过，对于 10 岁以上的儿童，每增加 5kg 体重，体表面积增加 0.1 m^2，体重超过 50kg 时，则每增加 10kg 体重，体表面积增加 0.1 m^2。另外，需要提醒的是：假如最后计算的用药剂量超过成人规定剂量，则儿童实际用量不能超过成人使用剂量。如果家长实在难以把握剂量，我建议家长要及时咨询医生。

根据按成人剂量折算的用药剂量

年龄	相当成人剂量的比例
初生~1 个月	1/18~1/14
1~6 个月	1/14~1/7
6 个月~1 岁	1/7~1/5
1~2 岁	1/5~1/4
2~4 岁	1/4~1/3
4~6 岁	1/3~2/5
6~9 岁	2/5~1/2
9~14 岁	1/2~2/3
14~18 岁	2/3~ 全量

饭前服还是饭后服——药物的最佳服用时间

"医生，请问这个药是饭前服用还是饭后服用呢？"一天早上我刚到病房，一位患者的家属便拿着刚取来的新药问道。

"你先看看说明书上怎么写，按照说明书上面的方法和剂量服用就行了。"我一边查看病人的病历一边回答。

查看过病历后，我又给这位病人做了简单的检查，"没什么大问题了，恢复得都挺好的，按时吃药，再观察两天就可以出院了。"看到病人的情况大有好转，我笑着说。

我正转身准备去下一个病房，刚刚那位家属又拿着说明书来到了我面前，"医生，这说明书上没有写是饭前服用还是饭后服用啊，你来帮我看看。"

我接过一看，说明书上的确没有注明是饭前服用还是饭后服用，但写了会对胃有轻微的刺激。"这药会对胃有轻微的刺激作用，还是饭后服用吧。"

"饭后服用是吃过饭后多长时间服用呢？一个小时可以吗？"家属追问道。

"不用那么长时间，大概饭后半小时就可以了。"

工作中，经常会遇到这样的问题，口服药是饭前服用好还是饭后服用好呢？人们的心中常充满疑惑。其实，由于药物的成分和功效不同，其服药的时间也不是统一的。

一般来说，药品的说明书除了会注明该药的服药时间和服药间隔外，有的还会特别注明"饭前服用""饭时服用"或 "饭后服用"等。但是，有的病人把"饭前服用"理解为吃饭前立即吃药，把"饭后服用"理解为吃饭后立即服药，这是错误的。那么，"饭前"是吃饭前多长时间呢？"饭后"又是吃饭后多长时间呢？

通常认为，饭前服药是指药物需要在吃饭前 30~60 分钟服用，这主要是为了使药物较快地进入肠道，更充分地被肠道吸收，减少食物对药物生物利用度的不良影响。

适合饭前服用的药物

1	降糖药，如格列齐特、阿卡波糖、格列吡嗪等。
2	健胃药，如健胃宝、小儿散、钙铋镁、氢氧化铝、龙胆大黄片、番木鳖酊等。
3	胃黏膜保护剂，如果胶铋、硫糖铝、枸橼酸铋钾等。
4	胃肠动力药，如西沙比利、多潘立酮、甲氧氯普胺等。
5	止泻药，如十六角蒙脱石、药用活性炭、碱式碳酸铋、鞣酸蛋白等。
6	滋补药，如十全大补丸、人参鹿茸精、六味地黄丸等。
7	胃肠解痉药，如阿托品、颠茄等；利胆药，如硫酸镁、胆盐等。
8	驱虫药，如哌嗪、甲咪唑等。
9	其他药物，如阿仑磷酸钠、鱼肝油、卡托普利、罗红霉素、阿奇霉素、头孢氨苄、头孢克洛、碳酸氢钠、诺氟沙星、洛美沙星、利福平、阿司米唑、左旋咪唑、四环素类、氨苄西林等。

饭后服药是指药物需要在饭后 30 分钟左右服用，这主要是为了减少药物对胃肠道的刺激，增加胃肠道对药物的吸收和利用。市面上所见的大部

分口服类药物都可以在饭后服用。

适合饭后服用的药物

1	口服抗炎药物，抗生素、止痛药、水剂药、药酒剂药物。
2	助消化药，如多酶片、乳酶生；抗酸药，如西咪替丁、复方氢氧化铝、法莫替丁等。
3	消炎止痛药，如阿司匹林、对乙酰氨基酚、吲哚美辛等。
4	维生素类药物，如复合维生素B、维生素B_2、维生素C等。
5	抗生素，如多西环素、伊曲康唑、头孢呋辛、替硝唑等。
6	其他药物，如葡萄糖酸锌、葡萄糖酸钙、小檗碱、氨茶碱、卡马西平、丙戊酸钠等。

　　除了饭前服用和饭后服用外，还有注明"饭时服用"的药物，这类药是指进餐少许后服药，服完药后还可以继续用餐，这主要是由于食物中的油类物质可以帮助药物的吸收，使药物及时发挥药效，达到治疗的效果。

　　此外，空腹服药是指在饭前1~2小时或饭后2小时左右服药，这样可以避免食物对药物吸收的影响，使药物迅速进入小肠，发挥药效。

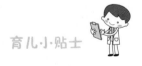
育儿·小·贴士

　　妈妈给孩子喂药时，一般药物应用40℃以下温水或者纯净水送服。因为过高的水温会让有些药物失效。比如，消化酶类的药物可能因此受热凝固、变形失效；维生素类的药物会因为受热后降解；用于腹泻、消化不良的活菌制剂（如妈咪爱、思连康、培菲康等）需要冷藏，如果水温过高就可能导致药物失效。

孩子必须输液时，妈妈要从 4 方面规避风险

"医生，我家孩子感冒了，您给开点输液的药吧。"一位妈妈一边抱着孩子走进急诊室一边说。

"有什么表现啊？高烧吗？咳嗽吗？多长时间了？"我一边拿听诊器给孩子做检查一边问孩子的母亲。

"两天了，不高烧，就是咳嗽。"

"我检查了一下，这孩子就是轻微的感冒，不严重，没有发烧的现象，时间也不长，先不用输液，吃点药先观察几天吧。"

"医生，您还是给输液吧，我上班比较忙，今天好不容易请假带孩子来医院看看，您给孩子开点输液的药，让孩子快点好了就能送幼儿园了。"

我无奈地摇摇头，"输液并不是什么好事，孩子的病也不是输液就能立即好，不能因为你自己工作忙就拿孩子的健康开玩笑啊。"

孩子的妈妈不好意思地低下了头。

工作中，我时常遇到这种主动要求输液的家长，总觉得输液比打针吃药快，孩子输了液就一定能好。殊不知，输液治病也致病，对于生病的孩子来说，医生和家长都应遵循"能吃药就不打针，能打针就不输液"的原则，切不可操之过急。

输液通常适用的几种情况

1	各种原因引起的中度和重度疾病。
2	孩子处于急救状态，医生只能采取静脉注射来实施抢救。
3	孩子由于严重腹泻而导致脱水，身体里的电解质出现紊乱，需要通过输液的方式来补充体内的电解质与水分。
4	由于胃肠功能紊乱而呕吐无法进食，需要通过输液来维持身体所需的基本能量。

当孩子出现上述情况，不得不输液时，需要注意以下几个方面。

1. 安抚孩子的情绪，避免躁动

孩子正在生病，身体本来就不舒服，容易哭闹，再加上对输液的反感，很容易情绪激动，烦躁不安。此时，妈妈应该在孩子的身边尽量安抚孩子的情绪，尽量不要让孩子乱动。如果家中有多人陪伴孩子来医院，最好让孩子最熟悉的人留在孩子身边，缴费、拿化验单等事情让别人去做，因为孩子在最熟悉的人的身边情绪会更加稳定。一旦妈妈未能控制住孩子而发生了输液管晃动，一定要先看看点滴管以下的输液管是否有空气进入，如果有气泡，要请护士尽快处理，避免空气进入血管而造成危险。

2. 不随意调节输液速度

医生或护士在给孩子固定好针头后，会调节好输液的速度，这个速度是医生根据患儿的实际病情和药物的性能而科学计算出来的，一定要严格遵守，妈妈不要随意调动输液管上的调节器，因为输液速度太快或太慢对孩子都没有好处。妈妈需要留意的是液体滴入是否通畅，滴速是否合理，输液管扭曲、受压，针头固定不当，输液瓶悬挂太低，都可以引起滴入不畅，妈妈要多加注意。

3. 注意观察针刺部位

妈妈要时刻注意观察孩子针刺部位有无疼痛、发红、肿胀和液体外渗的现象，如果针刺部位肿胀隆起，说明针尖已滑出血管或已穿透血管壁，液体注入了皮下组织，此时要应立即呼唤护士拔出针头，更换部位，重新注射。

4. 注意观察孩子的状态

在孩子输液的过程中和输液后的几个小时里，特别是在初次使用某种药物时，妈妈要特别注意孩子的状态是否正常，看孩子有没有不适或疼痛的感觉，有没有药物过敏的现象，一旦孩子由于疼痛而出现烦躁、哭闹或出现发冷、打寒战等症状，要立即请医务人员处理。

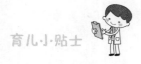

育儿·小·贴士

妈妈在孩子输液的过程中也要保持冷静，因为妈妈的情绪不仅会影响到孩子，还会影响到与医生、护士的沟通。所以，在孩子输液时，妈妈应先稳定好自己的情绪，避免过度紧张，认真配合好医生的治疗。

抗生素如何使用才安全

"医生，我家孩子咳嗽了，吃了几天的头孢都没好，是不是可以换一种消炎药？"

"大夫，我家孩子伤风流鼻涕，吃点什么消炎药好呢？"

"医生，你就给我家孩子开了这两种药，孩子不用再吃点消炎药吗？"

……

消炎药在医学上一般称为抗生素。平时的工作中，我经常会遇到这样主动要求服用抗生素的妈妈。事实上，与不合理输液相比，抗生素的滥用更为严重，因为相对于服药来说，输液更加专业，需要医生和护士的帮助，而口服的抗生素是随处都可以买得到的，虽然国家也有规定将抗生素纳为处方药，但一般的药店却很少执行。

很多人认为抗生素能够治疗一切炎症，只要生病了就要吃点抗生素消炎，但其实抗生素只是对细菌引起的感染有效，对病毒引起的感染或无菌性炎症是起不到任何作用的。儿科常见的上呼吸道感染（俗称感冒）几乎80%都是病毒感染引发的，所以小儿感冒吃消炎药大多无用。

抗生素是一把双刃剑，它的问世虽然为保障人类的健康做出了巨大的贡献，但抗生素的滥用也给人类带来了不小的灾难。

抗生素并不是以一敌百的，每种抗生素都有特定的抗菌谱，只对某一种或某几种细菌有效。在医学上，通常将能抑制或杀灭某一种或某一类细菌的抗生素称为窄谱抗生素，将能够抑制或杀灭大多数细菌的抗生素称为广谱抗生素。与广谱抗生素相比，窄谱抗生素的针对性更强，不容易产生二重感染；而广谱抗生素虽然抗菌谱广，应用范围大，但容易产生耐药、二重感染等问题。因此，抗生素的使用必须在专业医生的指导下进行，医生会根据不同种类抗生素的特性做出决定，达到治病救人的目的。

在临床上，抗生素的使用的总体原则是：能用窄谱的抗生素就不用广谱的；能用低级的抗生素就不用高级的；能用一种抗生素解决问题的就不用两种；在没有确定致病细菌的种类时可以使用广谱抗生素，一旦确定了致病菌就要使用针对性强的窄谱抗生素；轻度或中度感染不提倡联合使用抗生素。

抗生素使用的具体原则

1	能服口服制剂达到治疗效果就不用针剂。
2	能使用肌内注射达到治疗效果就不用静脉注射。
3	使用抗生素必须保证足够的剂量，使抗生素在体内达到有效的浓度，并且维持一定的时间，不能随意停药或减少用药次数，这样才能有效地控制感染，减轻细菌产生耐药性的风险。

人的身体是一个微生态平衡的整体，各种细菌在人体内互相依赖和制约，维持平衡。在抗生素的使用过程中，如果是病毒引起的感染或是无菌炎症而使用了抗生素；或者已经确定了致病菌却盲目使用广谱抗生素或联合用药；或者毫无针对性地使用窄谱抗生素，这些抗生素不但不会抑制或杀死致病菌，还会影响正常的细菌，或者在杀死致病菌的同时也杀死或抑制了正常的细菌，从而引起菌群失调，导致耐药致病菌种大量产生、繁殖，造成二重感染。

婴幼儿和儿童在使用抗生素时要更加小心。由于婴幼儿和儿童身体器官的发育还不成熟，一些对成人来说相对安全的抗生素，可能会对婴幼儿和儿童造成严重的损害。此外，滥用抗生素还会增加孩子过敏的概率，儿童哮喘病的增多就与滥用抗生素有很大的关系。

　　更为严重的是，由于人类滥用抗生素，细菌的耐药性越来越短。科学家开发一种新型抗生素大约需要 10 年的时间，而现在一代耐药菌的产生只要 2 年时间，耐药菌的繁殖速度已经远远超过了抗生素的研制速度，如此发展下去，人类可能会走到"无药可用"的境地。

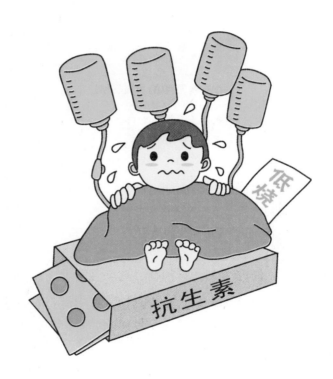

警惕孩子被滥用激素

一个周末的下午我去朋友大刚家取点东西，在他家小区的门口，我看到了一家中医诊所，屋子里的人不少，有三五个大人抱着孩子，好像正在等待治疗。"这么多人，这是要看什么病啊？"我在心里默默地想。没有停下脚步，就直接去了大刚家。

一进门，看到大刚正在餐桌旁哄六岁的女儿吃饭，桌子上放着三个菜，每个菜里都放了不少的肉，大刚正拿着筷子往女儿的碗里夹肉，真的只是夹肉，一点菜叶都没有。

"怎么只吃肉啊？要多吃青菜，这样才能长高啊！"我坐下来，轻声对大刚的女儿说道。

"这孩子挑食，青菜一点都不吃，就愿意吃肉。这两天有点感冒，食欲不太好，这不哄了半天才吃了几口饭。"大刚一边向女儿嘴里送饭一边说道。

小女孩摇了摇头，显示出极大的不耐烦。

"爸爸带你去吃肯德基行吗？"大刚试探性地问女儿。

"好，现在就去。"听了这话，大刚的女儿瞬间高兴起来。

"去可以，不过我们要先去贴退烧贴，就像昨天那样，一点都不疼，好不好？"大刚和女儿商量道。

小女孩想了想，点头答应了。

"孩子发烧了吗？退热贴是什么？可靠吗？"职业习惯让我对儿童退烧的问题特别敏感，我听后立即问大刚。

"就是小区门口的那家中医诊所，用中医穴位退烧的方法贴退烧贴，特别好用，我闺女前两天高烧不退，贴了他的退烧贴后马上就好了，我准备今天再带孩子去一次。"提到退烧贴，大刚像发现了宝贝一样。

"那个退烧贴长什么样子？能让我看看吗？"

"这不还在她耳朵上贴着嘛，你看看，就是这个。"大刚指着女儿耳垂上的白色药贴说道。

大刚这一指，我才注意到小女孩耳垂上的白色药贴，一开始我还以为是她玩耍时不小心粘上的。药贴不大，粘在耳垂中间，我打开一看，里面有一粒小米粒。

这个小药贴就能退烧？我在心里泛起了嘀咕。"除了这个药贴外，医生没有开别的药吗？"我追问道。

大刚转身从柜子上面的药盒里拿出了一个小纸包，递给我说："还给了这个，大夫说是消炎药，一天两次，一次吃两粒，配合着吃效果好。"

我接过小纸包，打开一看，里面是白色的西药药片，药片上印着"DM"字样。"这就对了，原来奥秘都在这里。"我恍然大悟。

"大刚，你上当了，这根本就不是什么消炎药，是地塞米松，这是激素啊！给孩子用这个退热，烧是退得快，可这对孩子的身体是有伤害的呀！"

大刚听完后吓出了一身冷汗。

激素类药物的副作用多，不仅容易降低孩子的免疫力，还可能造成继发性细菌感染，而且是使用时间越长，副作用越明显，让很多人产生了恐惧感。所以，在使用激素类药物时，一定要严格地遵照用药的方法和剂量对症下药，不能滥用。地塞米松是激素类药物的一种，具有消炎、抗内毒素、抑制免疫、抗休克以及增强应激反应等作用，在儿科的临床应用中，当孩子出现严重的喘息、感染、过敏、惊厥、肾病等病症时才要适量地使用激素类药物。激素类药物虽然也能起到退烧的作用，但负责任的儿科大夫绝对不会为了退烧而使用激素药，只有一些无德的医生才会为了炫耀自己而用激素类药物给孩子降温。

孩子生病，全家人都跟着着急，盼着孩子能快点好起来，无德的医生正是利用妈妈的这一心理，打着中医的幌子，滥用激素给孩子退烧。这样的事情不止发生过一次，妈妈们在带孩子去看病时一定要多加留意。

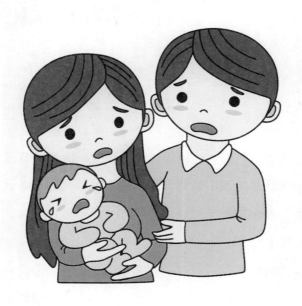

给孩子喂药的 10 个 "不要"

在孩子的成长过程中，生病是在所难免的。生病就要吃药，而吃药几乎是所有孩子的噩梦，所有妈妈的难题。那么，想要顺利地给孩子喂药，有没有什么小窍门呢？需要避免哪些方面的错误呢？下面就简单地列出给孩子喂药的 10 个 "不要"。

1. 不要捏着孩子的鼻子喂药

很多父母在给小孩喂药时会采用简单粗暴的捏鼻子法，孩子不张嘴就捏着鼻子硬喂，殊不知，这样做的危险性很大。人的气管和食管是并排挨着的，当鼻子不能吸气时，就只能通过嘴吸气，此时捏着鼻子强行喂药不仅非常容易使药和水呛入小孩的气管，甚至还可能因气道被堵而导致小孩窒息死亡。所以，捏着鼻子喂药的方式是不可取的。

2. 不要在饭后立即喂药

如果饭后立即喂药，一旦孩子吃药不适有恶心的感觉，很容易连同吃进去的食物一同吐出来。所以，妈妈在给孩子选择药物时要尽量选择孩子喜欢的药物剂型，如果必须服用味道较苦或口感不是很好的药物，最好在孩子饥饿的时候先给他吃药，因为这个时候孩子的胃是空的，不容易把药物吐出来。

3. 不要在打骂下喂药

有些妈妈缺乏耐心，看到孩子生病更是心急如焚，喂药时虽然想要采取温和的方法，但如果哄了几句之后没有效果，便会换做打骂，最后弄得大人、孩子都精疲力竭。其实妈妈大可不必如此，可以动动脑筋，想点巧妙的方法，例如可以在孩子玩的时候给他喂点果汁，在喂果汁的中间插入药物，孩子可能不会注意到。对于年龄大一些的孩子，可以先耐心的劝说，并在孩子吃完药后给予适当的奖励或鼓励。

4. 不要让孩子干吞药片

一般吃药都是伴水服下的，但由于孩子的吞咽技巧不熟练，有时孩子水喝下去了，可药片还在嘴里，这时千万不要让孩子干吞药片。因为干吞药片很容易使药片停留在消化道，从而损害消化道黏膜，所以，服用片剂药物还是喝水用药比较好。当然，如果孩子学不会连着水吞咽药片，就需要妈妈们多花心思教导，或者把大药片碾碎成小片，利于孩子吞咽。

5. 不要用开水化药

有些妈妈给孩子化药时很着急，不等开水晾凉就直接开始冲药，其实这是不正确的。这是由于许多药物遇热后会变质，如活菌制剂的药物，用开水冲后就失去作用了，所以必须用温水化开。

6. 不要直接用蜂蜜水喂药

药物偏苦，有些妈妈会用蜂蜜来做"诱饵"，在药物中加入蜂蜜后让孩子服下，这样的做法并不值得提倡。因为没有经过高温冲泡的蜂蜜里可能含有肉毒杆菌等细菌，对孩子造成伤害，所以如果要给药物里添加"佐料"，最好换成白糖。但是，在这种情况下，孩子在吃完药物后最好用凉白开水漱口，不然很容易形成龋齿。

7. 不要把药物和牛奶混在一起喂

在化学反应的作用下，牛奶和某些药物混合后不仅会出现凝结现象，还可能降低药物的治疗效果，加之喂奶与喂药同时进行也会影响孩子的食欲，所以药物最好还是单独喂服比较好。

8. 不要用过多的水喂药

孩子的胃容量有限，加之生病的时候胃肠功能可能更差，所以给孩子喂药的水不要太多，能把药喝下去就好。

9. 不要用大勺子喂药

孩子的嘴较小，用大勺子喂药孩子不仅很难一口喝完，容易洒落和呛住孩子，还不容易掌握药量。所以，对于年龄较小的孩子，可以使用滴管喂药，比如可以用喂鱼肝油的滴管，吸满药液后，把管口放在婴儿口腔颊黏膜和牙床的中间，让药液慢慢滴入；对于年龄稍大的孩子，可以用小勺子，或者买专用的喂药器喂药。

10. 不要给孩子过长时间喂药

孩子感冒了，有些妈妈认为是小事，就自己找药给孩子吃，一连吃了几天后，病情还是没有好转。这种情况下，吃某些药物两三天还不见好转的，就不应该再吃了，必须尽快带孩子去看医生，孩子的病症可能并不像表面看起来那么简单。

第四章

孩子发烧了怎么办——
小儿发热疾病防治

孩子一发烧就吃药吗

某天，我下班回家，刚出电梯，就听见两个女人的争吵声。我走过去一瞧，原来是住在我隔壁的一对婆媳在争吵。年轻的媳妇一看见我，就好像看见救星一样，紧抓住我说："张医生，你来得正好，麻烦你帮我评评理。"

原来，婆媳俩之所以发生争吵，是因为孩子病了，有一点发烧，婆婆觉得烧得不厉害，没必要去吃药，更没必要去医院，只要用热毛巾给孩子敷一敷额头就行；媳妇下班回来，看见孩子发烧，又得知婆婆没打算给孩子吃药，当即就怒了，认为婆婆在照顾孩子上十分不尽心。婆婆觉得自己一点儿错都没有，也据理力争。而正在她们吵得不可开交的时候，我回来了，于是作为医生的我就成了她们眼中的最佳评判人。

我仔细看了看孩子，尽管精神有些萎靡，但脸色并不发红，额头也只是略微热一点，我用温度计给孩子测了测体温，38.3℃，有一点发烧，但还没到吃药的地步。接下来，我指导她们给孩子做了物理降温。

最后，我郑重地告诉年轻的妈妈："确实不能孩子一发烧，就给他吃退烧药，那样病反而好得更慢。原则上来说，孩子发烧没到38.5℃，就没必要吃退烧药，只需要给他做物理降温就行。"

年轻的妈妈一脸不解："怎么可能呢？要是不吃药，烧不退怎么办，万一烧成肺炎就麻烦了。"

我觉得自己一时半会儿也跟她说不清楚，就让她去听一听我们医院举办的一个关于小儿发热疾病防治的讲座。她刚听完讲座，就恍然大悟地说道："天哪，原来孩子一发烧就吃药，真的反而使病好得慢，我可不能再这么干了！"

为什么孩子一发烧就吃药，反而会导致病好得慢呢？

对于这个问题，我的回答是：发烧是身体抵抗感染的一种方式。病毒和病菌对温度十分敏感，一旦体温上升到40℃，它们的繁殖率就会降低。

英国《每日邮报》曾登载过一篇报道，那篇报道说英国大奥蒙德街儿童医院研究人员通过临床研究发现，在体温37℃时，脑膜炎病菌比在40℃时生长得更快，由此得出的结论是：发烧对控制脑膜炎的早期发展起着重要作用。英国医学杂志《柳叶刀》也刊登过类似的研究：医学研究人员对50名患疟疾儿童进行调查后发现，提前实施了降温措施的孩子，病情康复得反而比较慢。

最后，我要告诉年轻父母们的是：发热性惊厥的发生率是很低的，因此我建议在对待孩子发烧时，应该顺其自然，只要孩子没有发高烧，同时也没出现嗜睡、出疹子、四肢麻木、颈部僵直、呼吸困难等症状，就没必要打针吃药。

一般来说，判断孩子发烧是否需要去医院治疗，只要注意几个方面就行。

1. 注意孩子的精神状态

如果孩子发烧时精神状态还不错，能吃能睡，能玩能笑，跟平时没什么大的差别，说明孩子病情不重，可以放心在家中调养。相反，如果孩子精神萎靡、倦怠、表情淡漠，多预示孩子病情较重，应赶快去医院就诊。

2. 观察孩子面色

如果孩子面色如常或者潮红，在家里给他做做物理降温或吃退烧药就行；如果孩子面色暗淡、发黄、发青、发紫，眼神发呆，多预示病情严重，应立即送他去医院就诊。

3. 观察孩子有无剧烈、喷射性呕吐

如孩子在发烧时出现剧烈、喷射性呕吐，可能是孩子的颅脑发生了病变，应立即去医院就诊。

4. 查看孩子皮肤

如果孩子发烧时皮肤上出现红疹，多是传染病或药物过敏所致；如果孩子发烧时皮肤发紫、变凉，往往预示孩子身体内部循环衰竭，出现这两种情况都要立即赶往医院就诊。

5. 观察孩子大便情况

如果孩子在发烧时出现腹痛，尤其是不让按揉的腹痛，多表示患有急腹症；如果大便出现脓血，多预示患上了痢疾等，都应立即赶往医院就诊。

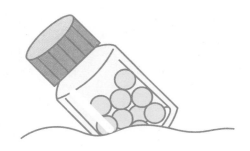

输液、打针的背后——发烧为何总是反反复复

在不到一个半月的时间里，一个叫童童的 3 岁孩子已经来我们医院就诊三次了，而且他三次来就诊都是因为感冒发烧。童童第一次来就诊，是一个半月前，当时他高烧 40℃不退，送到医院一检查是肺炎，在医院住院接受了一周的治疗才恢复健康。可没想到他回去后，才上了几天幼儿园，就又感冒发烧了，而且症状比上一次更严重，导致他在医院住了一个月才康复。他回家后没几天，赶上下了一场大雪，在他不依不饶的吵闹下，父母不得不带他出去打雪仗，结果第二天早上童童就又发烧了，不停咳嗽，还直流鼻涕，没办法，父母只能赶紧送他来医院，挂了我的号看病。

还好，童童这次的症状不算严重，我给他开了一点退烧药和感冒药，嘱咐回去让孩子多喝水，注意别着凉。最后，童童父母问了我一个问题："为什么孩子每次感冒总是会反反复复地发烧？"

要弄懂这个问题，我们需要先弄懂"发烧是什么？"这个医学常识。许多人以为发烧是一种疾病，把烧退了就能把病治好。这种认知真是大错特错。发烧不是什么疾病，它不过是人体的一种自我保护机制，是人体在调动免疫系统对抗疾病的过程中表现出来的一种症状，可见发烧并非完全是坏事。可能引起发烧的疾病有很多，但体温的高低与疾病的严重程度不一定成正比。因为每个人的体质不同，体温调节的敏感度也会不同，有的

人只是患了一点儿小感冒就会发高烧，有些人即使被病毒或细菌等其他病原体严重感染了，体温也未必会升到很高。

给孩子吃退烧药，只是缓解了发烧这一个症状，并不能治疗引起发烧的感染本身，也就是我们常说的"治标不治本"，要想彻底治愈疾病，需要针对造成感染的病原体本身来用药。即便是一个普通的感冒，患儿反复发烧3~4天也不是什么稀奇的事情，往往是吃了退烧药就能退烧，过了几小时后体温又升了上去，这是正常现象。

而且，对于免疫功能正常的孩子来说，得了普通感冒其实不用特意使用药物来"治本"的，事实上，没有药物可以用来"治本"，因为人体内的免疫系统完全可以把普通感冒病毒从身体里清除出去。但大家都知道，斗争都是需要过程的，瞬间决出胜负的事只可能出现在武侠小说中，因此我们的免疫系统和普通感冒病毒做斗争也需要有一个"知己知彼"的准备过程，不可能一看到病毒进入身体就迅速把它清剿，而是要先花1~2天的时间试探一下敌人的虚实，然后再花1~2天的时间准备自己的武器——产生特异性的抗体，有针对性地把病毒清剿，所以普通感冒常常会有3~4天的反复发烧。

此外，不仅是免疫系统与普通感冒病毒作战需要时间，将病毒赶走后免疫系统还需要清理战场（即咳出呼吸道分泌物以及修复受损的呼吸道黏膜），这也需要时间，而且比作战需要的时间更长，因此孩子患普通感冒后咳嗽两周左右也是正常现象，父母也没必要对此太过担心。

退烧不能指望用地塞米松速战速决

孩子一发烧，家长就六神无主，慌不择路了，只要能让孩子退烧，真是什么药都敢给孩子吃，殊不知有些退烧药是不能随便用的。

我遇到过一个19个月大的患儿，因为感冒发烧，头一天晚上有点低烧，第二天晚上转变为高烧，可把父母吓坏了，赶紧带孩子去了家附近的一个小诊所就诊。医生给孩子量了量体温——39.3℃，又看了看孩子喉咙，发现喉咙有些红，说孩子咽喉炎很严重，于是给孩子开了安乃近滴鼻、阿莫西林克拉维酸钾和利巴伟林及盐水。盐水挂好后，医生又给孩子量了量体温，发现孩子体温不降反升，到了40℃，于是医生又给孩子打了一针地塞米松。地塞米松针是晚上10：00打的，到12：00左右，小孩全身出冷汗，烧退了，可是从那开始，小孩的情绪就变得特别亢奋，一整个晚上都没有睡，到了第二天也一点睡意都没有，父母觉得孩子不正常，就带着孩子来了我们医院，挂了我的号就诊。

我听完孩子父母对孩子病情及治疗情况的描述，仔细检查了一番孩子的身体状况，发现孩子没什么大问题，孩子之所以兴奋得睡不着觉，是地塞米松的副作用导致的。医学研究已经证实，注射过地塞米松退烧的患者常常会出现快感、激动、谵妄、不安、定向力障碍等精神症状，也可表现为抑制症状。

地塞米松，又叫德沙美松、氟甲泼尼松，属于糖皮质类激素，其药理作用主要是抗炎、抗毒、抗过敏、抗风湿，主要作为危重疾病的急救用药和各类炎症的治疗。儿科中，地塞米松常被当作退烧药使用，因为激素能够抑制致热原的释放，降低体温中枢的敏感性，从而取得暂时的降温退热效果，所以一些医生为了达到迅速为患儿退烧的目的，常常为患儿注射地塞米松。

但事实上，地塞米松不是退热药，也不应该被当作退烧药在儿童身上使用，因为地塞米松和可的松、泼尼松等同属于糖皮质激素，它能抑制热源释放、降低体温，调节中枢敏感性而降温，但同时它能抑制免疫功能，阻碍人体自身对抗致病菌的能力，使得致病菌趁机生长繁殖引起感染。如果这些激素被应用在儿童身上，会刺激孩子出现胃酸分泌增加、恶心、呕吐等症状，并降低胃黏膜的保护和修复能力，经常使用这些激素还会导致炎症及溃疡等病症。而且，对患儿使用地塞米松退烧，会使体温骤降，大量出汗容易导致虚脱，进而容易损伤肾脏。此外，使用地塞米松强行退烧，还可能会掩盖了孩子其他方面的问题，耽误病情。

其实，早在 2011 年我国卫生部颁布的《糖皮质激素类药物临床应用指导原则》中，就已经明确指出这一点，单纯以退热和止痛为目的使用糖皮质激素，特别是在感染性疾病中以退热和止痛为目的使用糖皮质激素，属于滥用药物。

总之，父母们要牢记这一点：给孩子退烧，不能指望用地塞米松来速战速决。

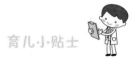

育儿·小·贴士

如果孩子发烧了，但又没有其他严重症状，不用急着来医院，可以在家里先观察观察孩子的情况。如果孩子精神状态不错，但体温高于38.5℃，但没有抽风、精神不佳等症状，可以在家用两种最常用的也是最安全的退烧药——美林（布洛芬）和泰诺林（对乙酰氨基酚）。

38.5℃以下的发烧，首选物理降温

很多妈妈在孩子发烧时就慌了手脚，即便是接诊过很多发热的孩子的医生也会如此。我的一位女同事在第一次遇到自己孩子发烧时，心里也是特别慌乱。

那时，女同事的孩子刚满八个月，孩子平时非常好动，但在某一天下午却变得很安静，而且没什么精神，一副昏昏欲睡的样子。女同事觉得孩子有点儿反常，便拿体温计给孩子量了下体温，一看36.8℃，孩子并没有发烧。于是，女同事就让婆婆看着孩子，自己出门去超市买菜。

大概也就一个小时的时间，等女同事快回家的时候，接到婆婆的电话，她急急地说："孩子发烧了，这次都到了38℃，你快点回来咱们去医院。"孩子体温升高了不少，但也没有超过38.5℃，女同事劝她的婆婆，孩子温度还不是太高，可以先做物理降温。挂完电话，女同事想了想，家里没人生病，最近也没带孩子去人多的地方，孩子穿得少了些，怕是着凉引起的。而且，体温不是太高，所以一到家便跟婆婆一起为孩子做物理降温。

1. 温水擦浴孩子

温水的温度要求在32~34℃，接近正常人皮肤温度33.9℃。把孩子放在床上，不断地拿毛巾擦拭孩子的头、腋下和四肢，边擦边按摩。

注意，在温水擦浴时，妈妈们要避免擦拭胸前、腹部、后颈、足心等对冷的刺激比较敏感的部位，而对于腋窝、肘窝、腘窝和腹股沟可适当延长擦拭时间，促进局部散热。总体擦浴时间一般不超过 20 分钟。

需要妈妈们注意的是，婴幼儿在使用物理降温时，一般不进行酒精擦浴，因为孩子的皮肤新陈代谢快，酒精会对孩子刺激过大。对于体温高的孩子，可以用少量酒精擦下手心和脚心。擦浴时也要注意保暖，不要在有风的地方进行。

温水擦浴的方法

1	擦上肢时，先拿毛巾从孩子的脖子侧面沿胳膊外侧擦到手背，再从侧胸经腋窝沿着胳膊内侧擦到手心，两侧上肢各擦 3~5 分钟，最后再拿干毛巾擦干皮肤。擦洗过程中，尽量少暴露孩子，防止着凉。
2	擦背部时，让孩子侧卧，露出背部。从孩子的肩膀处开始向下擦至臀部，持续 3 分钟左右。
3	擦下肢时，如果水温有点凉了，可以加点热水。先脱掉孩子一条腿的裤子，从大腿外侧擦到脚背，再从大腿内侧擦到脚内踝，最后从屁股下面沿着腿后一直擦到脚后跟。同样的方法擦另外一条腿，每条腿各擦 3~5 分钟。

2. 给孩子补充充足的水分

孩子高热时，呼吸增快，而且出汗也会令孩子流失大量水分。这时补充充足水分能增加尿量，促进体内毒素排出。把奶瓶灌满了水，放在暖奶宝上，让温度保持在 37℃左右，隔段时间就给孩子喂水。

3. 给孩子喂橙汁

孩子发烧后一直不肯喝奶，熬了粥也不爱吃，这时妈妈要记住，不要强行喂奶和食物。女同事的方法是：拿出一个橙子，榨成果汁倒在奶瓶里，又加入一点温水。这下孩子爱喝了，一口气喝了 40mL。橙汁含有丰富的维生素 C，味道酸甜又能开胃，很适合发烧的孩子。

到了晚上，她孩子的体温已经退到 37.2℃了，又熬了一夜，孩子的体温终于恢复正常。刚经历发烧的孩子胃口不太好，所以接下来几天女同事一直坚持让孩子少食多餐，慢慢调养，等孩子的食欲上来，一切就正常了。

孩子在发烧时一般只有在体温大于 38.5℃时，才使用退热药，而且用药间隔应少于 4~6 个小时。温度低于 38.5℃时，妈妈可以用物理降温法。这种方法既安全又有效，而且温水擦浴能让孩子感到舒适而易于接受。在做物理降温的同时，妈妈一定要观察孩子的精神状况、面色、呼吸等变化，如果孩子面色苍白或出现呕吐、腹泻情况时，应立即去医院就诊，以免病情恶化。

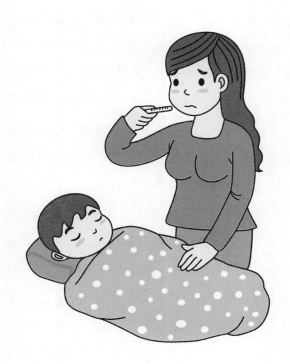

3 个月以上的孩子发烧，对乙酰氨基酚是首选药

前面已经讲过，对于腋下温度低于 38.5℃ 的孩子，最好是采取物理降温，但当孩子温度超过 38.5℃，而且物理降温无效，就要使用退烧药。这时给孩子使用退烧药的目的，主要有两点：一是为了缓解发烧给孩子带来的不适，以便孩子能正常饮食和睡觉，为对抗疾病补充足够的能量和保持体力；二是为了预防孩子可能因为高烧引起高热惊厥。虽然一两次高热惊厥不太会影响孩子大脑发育，但如果反复高热惊厥，就会损伤孩子的大脑，严重时甚至会转变为复杂型高热惊厥或者癫痫，为了尽量避免出现这种情况，因此在孩子体温达到 38.5℃（曾有过高热惊厥症状的孩子在体温达到 38℃ 时），就要在物理降温的同时进行药物降温。需要注意的是，使用退烧药降温的目的不是要把体温降到平时的正常温度，而是降低到 38.5℃ 以下（曾有过高热惊厥症状的孩子要把体温降到 38℃ 以下）就可以了。

那么，退烧药那么多，哪种退烧药对孩子才是最安全有效的呢？我认为孩子退烧药的首选是对乙酰氨基酚，适用于 3 个月以上的儿童和成人。

对乙酰氨基酚是一种常用的退热和止痛药物，常用于发热、头痛和其他轻微疼痛，是许多感冒药和止痛药的主要成分。对于普通人来说，对乙酰氨基酚这个名字听起来好像有些陌生，因为它听起来太拗口太专业了，但如果说起扑热息痛、必理通或者泰诺林，大家就不会觉得陌生了，它们

其实都是含单一有效成分"对乙酰氨基酚"的退烧药。

对乙酰氨基酚因为不含抗炎成分，所以不是所谓的"非类固醇抗发炎药（NSAID）"，因此按常规剂量服用对乙酰氨基酚，不会有什么副作用，比如，不会像阿司匹林那类 NSAID 类药物刺激胃黏膜或引起肾脏或胎儿动脉导管血液疾病。但如果过量服用对乙酰氨基酚，就可能对肝脏造成损害，有研究已经证实严重的对乙酰氨基酚过量服用会导致永久性肝衰竭。

对于身体娇弱的孩子来说，服用对乙酰氨基酚来退烧的剂量一定要严格把关。一般来说，儿童每次服用对乙酰氨基酚的最大剂量为 15mg/kg 体重，每 4 小时一次，一天最多服用 4 次。举例来说，如果一个孩子的体重是 10kg，那就说明他每次服用对乙酰氨基酚的最大剂量是 150mg，如果你手里的对乙酰氨基酚的浓度是每 mL 含 100mg 的滴剂，那 150mg 药量折算成喂药的体积便是 1.5mL，也就是说，一个体重为 10kg 的孩子每次服用对乙酰氨基酚滴剂的最大剂量是 1.5mL，服用的剂量低于 1.5mL 就是安全的，绝对不要超过。

此外还要注意的是，如果孩子是因为感冒引起的发烧，父母在给孩子吃对乙酰氨基酚来退烧时，还要看给孩子吃的感冒药中是否含有"对乙酰氨基酚"这个成分。儿童常用的氨酚烷胺颗粒、氨酚黄那敏颗粒、氨酚麻美糖浆、酚麻美敏混悬液都含有"对乙酰氨基酚"这个成分。如果孩子吃的感冒药中含有"对乙酰氨基酚"这个成分，父母在喂孩子服用单一成分的对乙酰氨基酚退烧时，就要算上感冒药中对乙酰氨基酚的剂量，降低前面所说的对乙酰氨基酚的最大服用剂量，避免含相同有效成分药品叠加服用而导致过量服用。

此外，对乙酰氨基酚不只有口服药，还有栓剂——一种通过肛门给药的剂型。有时因为孩子在喂药后会呕吐，或是孩子夜里突发高烧而且处于昏睡中，难以喂药，这时就可以采用栓剂的方式给药。而且栓剂见效要比口服的方式快，因为栓剂的吸收不经过肝脏，也不刺激胃肠道，药物直接就从肠道黏膜进入血液了。当然，栓剂也有缺点，那就是它的吸收率不如口服的方式高，因为栓剂是通过黏膜对药物进行吸收，吸收率就低一点。因此，一般口服对乙酰氨基酚的最大剂量是每次 15mg/kg 体重，用栓剂时剂量就要略微大一些，每次最大剂量可以用到 20mg/kg 体重。

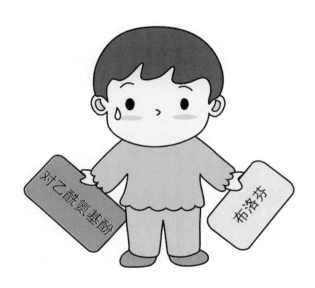

美林退烧作用强，6个月以下的孩子不要用

我有一个同学，小学时就全家移民去了澳大利亚，后来她上大学时认识了她男朋友，他当时是被单位派去澳大利亚留学的，因此她一毕业就跟着她老公回国了，而且两人很快就结了婚，生下了一个可爱的孩子。

因为她从小就移民去了澳大利亚，所以她的生活习惯比较西化，尤其是在照顾孩子方面，特别推崇西方的那套理念，比如自己不坐月子，月子里的时候就抱着孩子去公园玩，两三个月大的时候就带着孩子去海边做轮船吹风，不给孩子把尿、把大便，也不给孩子用尿布而是用纸尿裤，等等。孩子要是感冒了，她也不给孩子吃药，只是坚持多给孩子喝水。有一次，孩子发起了高烧，她也坚决地认为没烧到40℃不能给孩子吃药，只是不断地给孩子做物理降温。当孩子烧到了39.8℃，她丈夫的心理防线终于崩溃了，和她吵了起来。尽管孩子还没有出现惊厥、抽搐，但她看着不断哭闹的孩子，心里也有些慌了，只得找出家里备着的美林，按照估计的剂量把美林喂给了孩子。结果孩子吃完美林后两个小时后，体温迅速降到了36℃。这直接把我的同学吓坏了，慌里慌张地找出我的电话，也不顾当时已经是半夜三点，就拨打了我的电话。

我从睡梦中被电话铃声惊醒，困意未消，但在听她断断续续地说完事件发生的全过程后，我脑子一下子就清醒了："你你怎么能给你家孩子吃美

林退烧呢？要知道 6 个月以上的孩子才能吃美林！还有，即使孩子的年龄达到吃美林的年龄，也应该按照孩子的体重给剂量，而不是估算剂量。你现在注意给孩子保暖，多观察，如果出现昏厥、呕吐等异常状况，一定得尽快去医院。"

我前面说过，要让高烧的孩子退烧，对乙酰氨基酚是首选药，只有吃了泰诺林烧退不下来，才会考虑到要用美林。但许多父母觉得用对乙酰氨基酚退烧，效果不如美林退烧的效果快，因此喜欢在孩子高烧时给他吃美林退烧。

这种做法真是个大错误。美林，在中国最常见的叫法是布洛芬。在布洛芬的说明书中，按作用排序应该是消炎、镇痛、解热，解热的作用是排在最后的，可见布洛芬的首要药理作用是消炎，而不是退烧。只有患有蚕豆病即遗传性葡萄糖 –6– 磷酸脱氢酶（G6PD）缺乏症的孩子在发烧时，不能使用对乙酰氨基酚退烧，而应使用布洛芬退烧。当然，使用对乙酰氨基酚退烧无效的患儿，也可以考虑使用布洛芬退烧。一般来说，儿童服用布洛芬的日常最大用量为每次 10mg/kg 体重，每 6 小时一次，一天最多服用 4 次，超过最大服用剂量服用容易造成肾损伤。

需要注意的是，因为布洛芬在退烧过程中会导致人体大量出汗，因此有脱水症状的患儿不要使用布洛芬，以免加重脱水症状。布洛芬是通过肾脏排泄，因此肾脏功能不好的患儿在使用布洛芬退烧时要十分谨慎。布洛芬还可能会诱发哮喘，因此有哮喘的患儿最好避免使用布洛芬。

此外，当患儿持续高烧不退，也可以考虑对乙酰氨基酚和布洛芬交替使用。对乙酰氨基酚必须间隔 4 个小时才能再次用药，如果当对乙酰氨基酚用了最大剂量后两小时烧还没退下来，这时只能交替使用布洛芬，因为这两种药交替使用的最小时间间隔是两小时。交替使用时，两药每天最多使用的次数各自不变。

幼儿急疹引起的发烧，护理是关键

朋友大林的孩子一周岁的时候，他们夫妻俩带着孩子乡下玩，那里山清水秀、风景宜人，正学习走路的孩子兴奋地拉着大林夫妻俩在田地间走来走去。那天孩子玩得很累，下午不到 5 点就睡着了。

睡到半夜 2 点多的时候，孩子忽然哭闹起来，大林以为他饿了，就给他冲好了奶粉，准备抱他起来吃，结果一抱孩子，才发现孩子全身发烫。大林马上拿出体温计塞在孩子腋下，不一会儿体温计嘀嘀响了，大林一看结果：38.3℃，夫妻俩一下子就有些慌张，这是怎么回事呢？好好的怎么突然发起烧来了呢？他当即就打电话给我，咨询我该怎么办。我仔细询问了孩子的状况和当天的行为，最后得出结论：可能是白天天气有点凉，孩子在田地里玩了太久着凉了。

我告诉大林：小儿发烧低于 38.5℃，是不用吃药的，只能采取物理降温。于是，在电话里，我远程指导大林夫妻俩给孩子进行物理降温：打来温水，把毛巾打湿，用毛巾不断地拿擦拭孩子的头、腋下和四肢，边擦边按摩。很快，孩子的温度就降了下来。

早晨醒来的时候，孩子的精神似乎还不错，但不爱吃饭，喝的奶也很少，而且黏着妈妈不让妈妈离开他一步。整个上午，孩子的体温都很正常，

83

但到了中午，他的体温又上升到了 38.7℃，精神也变得不太好，急躁不安，不停地哭闹。大林又给我打来电话，我让他给孩子吃了一点退烧药，吃了药后大约一个小时，孩子的体温恢复到了 37.4℃，夫妻俩才松了一口气。

可到了凌晨 2 点多的时候，孩子又突然哭闹起来，大林一摸他额头，又有点发烫，又用体温计一测，体温又升到了 38.5℃。大林夫妻俩急忙给孩子做物理降温，然后在孩子额头、脖子、腋窝、大腿内侧都贴上退热贴，孩子虽然不怎么哭闹了，却一直在床上翻来覆去的，睡不安稳。到了凌晨 3 点多，孩子的体温还是没有降低，大林就又给孩子吃了点退烧药，吃完药大概 40 分钟，孩子终于睡着了，体温也恢复了正常。第二天，大林夫妻俩带着孩子来我们医院儿科找我看诊，我仔细检查了孩子的身体状况，结合孩子这几天的情况，初步判断大林的孩子是幼儿急疹。但幼儿急疹目前没有有效药物治疗，只能做好护理工作。

第三天早上醒来，孩子果然还是有些低烧，整个白天体温都没降下去，精神也不怎么好，总爱哭闹，不在床上自己玩，要大人一直抱着。大林夫妻俩只能不断给孩子物理降温，让孩子一直贴着退热贴，期间又吃了一回退烧药。等到下午天气暖和点的时候，大林夫妻俩给孩子洗了个温水澡，洗了之后精神好多了，吃奶量也多了，睡觉也安稳了。可才睡了一个小时，孩子又发烧了：38.9℃，而且变得特别没有精神，孩子似乎连抬头都没力气，但这时又不能给他吃退烧药，因为退烧药必须间隔 6 个小时才能吃，于是就继续贴退热贴。

第四天，孩子的体温降到了 37.8℃，并且一整天都很稳定，他的精神也好了许多，吃奶、睡觉都开始恢复正常了。但大林夫妻俩丝毫也不敢大意，完全按幼儿急疹来护理孩子。

第五天，孩子的体温恢复到 37℃ 左右，基本正常了，孩子的精神也恢复正常了。家里人都以为孩子总算是好了，大林却发现孩子的脖子上开始出现了零零星星的红色疹子，孩子的肚子上、腿上、后背、脸上也开始出现了大片大片的红疹，赶紧又带着孩子来找我，看见这些红疹，我已经能够确诊孩子是幼儿急疹了。

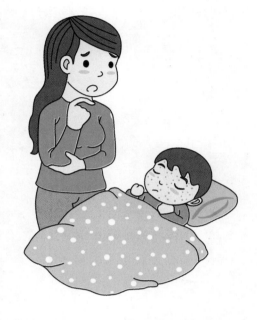

第六天，孩子的情绪变得十分烦躁，总是哭闹，不爱吃奶，还开始有点拉肚子。可能是因为身上出疹子痒，孩子老是乱抓，怕他抓伤皮肤，大林夫妻俩只能用玩具、食物来逗他玩，转移他的注意力。

第七天，孩子身上的疹子越来越多，全身都是红红的疹子，但到了傍晚的时候，疹子开始慢慢退了。

第八天，孩子的身上的疹子基本退得差不多了，孩子变得和以前一样活泼爱笑了，吃奶和睡觉也恢复正常了。大林一家悬着的心也才真正放下来。

幼儿急疹是婴幼儿时期一种常见的出疹性传染病，该病的潜伏期一般为 7~17 天，发病最初多是持续发热 3 天，这段时期的患儿气色不佳，没有精神，全身发热，体温在 38~39℃左右，有些患儿还会带有轻微的咳嗽、流清涕等症状，这些症状和感冒、扁桃体炎的症状很相似，因此常常被误认为是感冒、扁桃体炎。到了第 4 天，患儿大多会退烧，然后开始出疹，这时才能最终确诊为幼儿急疹。

因为幼儿急疹是自限性疾病（不用治疗即可痊愈）的一种，无特效药物，只需要对症加强护理即可。

幼儿急疹的一般护理

1	让孩子多卧床休息，保持房间安静，注意空气流通，但不要让孩子见风。
2	多喝水，可给孩子喝点果汁，适当补充维生素 C 和 B 族维生素。
3	给孩子吃易消化食物，最好吃流质或半流质饮食。
4	不要给孩子盖太厚的被子，这样不利于散热。
5	及时擦去孩子身上的汗渍，保持孩子皮肤的清洁卫生，这样既能防止孩子着凉，又能防止出疹的孩子感染。
6	当孩子体温没超过 38.5℃时，应采取物理降温，用温湿毛巾擦拭孩子全身，尤其是腋窝和手脚心，孩子体温超过 38.5℃时，除了要物理降温，还应给孩子贴退热贴、喂食退烧药，防止高热惊厥。

高烧超过 5 天，可能是川崎病

鲍小姐的女儿刚满 19 个月，在社区医院打了最后一针白百破后，没几天就发起烧来，开始烧得还不严重，早上的体温只有 37.6℃，但到了傍晚，体温一下子升到了 39℃，鲍小姐喂女儿吃了点对乙酰氨基酚，温度渐渐降了下来，可五个小时后，温度又升了上去，而且烧到了 39.5℃，鲍小姐就给女儿吃了点美林，温度很快降了下来，鲍小姐才感觉自己松了一口气。但第二天一大早，鲍小姐发现女儿又发起了高烧，就带着孩子到了附近的一家医院，医生让孩子做了血液检查，血检结果显示 CRP（C- 反应蛋白）和白细胞的指标都很高，医生一看结果就说，必须要输液了，于是，当天就给孩子用了头孢。

本以为用上了头孢，发烧的情况就可以好转了，谁知刚给孩子输完液，都还没离开医院，孩子的体温又升到 39℃以上了。对于这个情况，医生也没有更好的建议，只是让孩子继续输液。在给孩子用了两天头孢后，医生又给孩子做了一次血液检查。血检结果是：白细胞指标下来了一些，但仍然高，同时，CRP 指标还上升了。用了这么多药，高烧还是没有好转，鲍小姐有点坐不住了，一个劲儿地追问医生，到底是身体哪个部位发生了炎症？为什么没有明显症状？医生告诉她，这是很明显的上呼吸道感染。确实，从发烧起的第四天开始，鲍小姐的女儿就开始流清鼻涕，并带有偶尔的咳嗽。于是，在用了两天头孢后，医生给孩子改用了青霉素，又是两天，但病情仍然没有好转，似乎还越来越严重——孩子的精神状态明显变差了，情绪十分烦躁，不愿意吃东西，也不愿意喝水，也不许别人动他，整天都在昏睡。

这让鲍小姐十分害怕，赶紧带着孩子来我们医院就诊。

鲍小姐带着女儿来我们医院就诊时，孩子已经发烧五天了，这时孩子的眼睛红红的，布满红血丝，嘴唇发红并干裂，口腔里面也是红彤彤的，身上有大块的红斑，这些症状都明显指向一种疾病——川崎病。我让孩子做了个超声心动检查，发现孩子有动脉扩大的迹象，这就证实了我先前的判断，鲍小姐的女儿确实患上了川崎病。

川崎病？很多人可能没听说过这个病，但事实却是，目前川崎病的发病率越来越高，因此父母们十分有必要了解一下这个病。

川崎病，也称皮肤黏膜淋巴结综合征，是一种急性、发烧性、出疹性疾病，常常发生在5岁以下婴幼儿身上，症状主要表现为持续性发烧、皮疹、口唇红、手掌及足底脱皮和淋巴结肿大等，病因目前还不清楚。川崎病之所以得名，是因为该病是日本医生川崎富作首次报道说出来的，因此就用他的名字命名。因为川崎病的首发症状是发烧，同时患儿身上会出现红疹子，因此常常被误诊为感冒、麻疹或猩红热，进行错误的治疗。

川崎病的 6 个表现

1	持续发烧 5 天以上，发烧大多在 38~40℃。
2	眼睛通红，双侧白眼球、结膜充血，但没有眼部分泌物。
3	嘴唇发红并干裂，口腔和咽部黏膜充血，并呈现草莓样舌。
4	颈部淋巴结肿大。这个症状的出现频率不是太高，两岁以下患儿可能有一半的患儿不会出现颈部淋巴结肿大这个症状。
5	躯干部形成红斑，形状并不固定，但不会出现水疱或结痂。红斑可能渐渐消退，也可能变得更大，看起来就像地图一样。
6	发病初期，患儿的手心和脚心会变得红肿，就像冻疮一样硬肿，手掌心和脚心还会出现红斑。到了发病的第 10~15 天，病情开始好转，手指和脚趾会出现膜状脱皮现象。

只要以上所说的 6 个症状中有 5 个症状出现，就可以基本确诊为川崎病。如果患儿通过超声心动检查或心血管造影检查证实了冠状动脉瘤（或动脉扩大），又排除其他疾病，就只要满足以上 6 个症状中的 4 个症状，就可以确诊为川崎病。

值得庆幸的是，川崎病不是什么难以治愈的疑难杂志，只要在孩子发病 12 天以内治疗，绝大多数患儿都能被治愈。而且，治疗川崎病的药物也并不难找，主要的两种治疗药物是阿司匹林和丙种球蛋白。患儿在接受药物治疗后，通常一周左右就可以出院，但冠状动脉的病变有可能滞后，所以在治愈后的两个月内，患儿还要继续服用小剂量的阿司匹林，并定期进行心脏彩超或者心电图的复查。

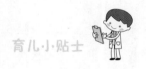

育儿·小·贴士

一般感冒发烧的时间为 3~5 天，然后会自动退烧，如果超过 5 天，高烧还没消退，就要考虑川崎病的可能，一定要去医院明确诊断。此外，感冒发病初期患儿精神状态多比较正常，能照常吃喝玩乐，但川崎病发病初期患儿情绪就变得特别烦躁，食欲缺乏。

孩子高烧"抽风"，父母三步走

方女士带着两岁的女儿去公园玩，她在那里遇见了几个也来公园玩的朋友，几个大人就很高兴地聊了起来，为了让孩子安分地待着，方女士就给孩子买了一些糖果，让她自己边玩边吃。没想到孩子才往嘴里塞了一颗糖果，脸色就变得不对劲了，满脸通红，呼吸急促，双手不停地乱抓，很快，孩子就有点神志不清，脸上开始呈发绀，方女士赶紧带着孩子来到我们医院。

根据方女士的描述，我迅速查看了孩子的喉咙，发现她确实是被一颗糖果卡住了喉咙，于是就赶快采取措施，弄出了那颗卡在她喉咙的糖果。孩子的脸色还是发红，但呼吸没有那么急促了，四肢也停止了抽搐。方女士觉得很奇怪，她原先也经常给孩子吃糖果，但孩子从来没出现过被糖果卡住喉咙的情况。

过了一会儿，孩子的情况渐渐稳定了下来，为了确保安全，我又给孩子做了个比较全面的检查，这时才发现孩子有些发烧，体温高达38.9℃，结合孩子前面出现的四肢抽搐症状，我判断这孩子是犯了高热惊厥了，而正是因为高热惊厥，才导致孩子在吃糖果时被糖果卡住了喉咙。

高热惊厥，常被人们称为高烧抽风，是一种常见的儿科急症，是指小儿在呼吸道感染或其他感染性疾病早期，体温高于39℃时发生的惊厥，并排除颅内感染及其他导致惊厥的器质性或代谢性疾病。5岁以下的孩子发病率为2%~5%，其中以6个月~3岁的孩子发病率最高，男孩多于女孩。高热开始后的12小时内，"抽风"就会开始发作，一般短暂发作为数10秒之内，严重的也可达10~30分钟以上，发作后很快清醒，一次高热过程中，只出现一次惊厥。小儿高热后的"抽风"，主要是由于小儿大脑发育还不完善，受到高热刺激后，孩子大脑运动神经元就会异常放电，从而引起短暂的"抽风"。

诱发孩子高热惊厥的因素很多，多是细菌或病毒感染引起，比如脑膜炎、脑脓肿、扁桃体炎、中耳炎、上呼吸道感染和细菌性痢疾等。高热惊厥也有很明显的遗传倾向，发生高热惊厥的孩子近亲中大约会有40%~60%的人有高热惊厥或癫痫病史。此外，过敏体质的孩子也更容易出现高热惊厥，比如有过敏性鼻炎、荨麻疹、哮喘等疾病的孩子，在发生高热惊厥时，不仅要注意抗感染治疗，还要注意同时治疗过敏性疾病。

高热惊厥本身不会危害孩子生命，但如果父母在孩子高热惊厥时护理不当，就可能导致孩子抽搐时咬伤舌头、倒地时摔伤头部等意外伤害。因此，父母一定要了解高热惊厥的正确处理方式。

孩子发生高热惊厥时护理

1	孩子发生高热惊厥时，不要慌着抱起孩子，应将孩子放在地上或床上摆成侧卧位，头偏向一边，以免发生呕吐，被呕吐物阻塞气管而窒息。
2	解开孩子的衣服，帮助散热，也防止孩子在抽搐时因为被衣服束缚而窒息。
3	不要喂退烧药，而要在孩子肛门内放入退热栓，并用在温水中浸湿的毛巾擦拭孩子的头颈部和手脚。

如果采取以上处理措施，孩子仍没有停止抽搐，甚至出现呼吸停止现象，应立即对孩子进行人工呼吸以及胸外按压，同时立即通知救护车，送孩子前去医院诊治，切勿延误。妈妈千万不要自己抱着孩子奔跑，因为如果气管内有异物吸入，将会加重孩子的窒息程度。

对于高热惊厥的患儿，医生一般会对其进行短程安定，就是给孩子直肠给药，剂量是 0.5mg/kg 体重 / 次，第一次给药后需要间隔 8 小时才能再次给药，一般第二次给药后症状就会明显减轻乃至消失。但如果 24 小时后患儿的体温仍旧在 38℃及其以上，可以第三次给药。医生也可以让患儿口服安定片剂，剂量是 0.3mg/kg 体重 / 次，间隔 8 个小时用一次，大多患儿服用两三天安定片剂才会完全退烧。

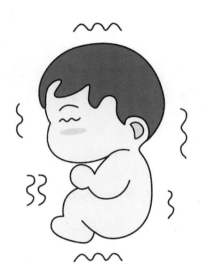

第五章

孩子感冒、咳嗽老不好怎么办——
小儿呼吸系统疾病防治

感冒分两种——流感和普通感冒

"医生，我家孩子又感冒了，您来给看看。"强强的妈妈抱着强强，一边推门而进，一边对我说，这已经是强强这个月第二次感冒了。小家伙不生病的时候特别活跃，嘴也特别甜，总是让病房内充满笑声，所以上次来看病时给我的印象很深。

"来，我先看看。"走到孩子身边，感觉孩子一点力气都没有，趴在妈妈的身上一动不动，量了一下体温，已经高烧到39℃了。根据孩子的表现，我确定孩子是患上了最近比较高发的流感，不敢有一点耽搁，赶紧给孩子用药，并让孩子入院观察。

孩子的情况渐渐稳定之后，孩子的妈妈问我："我家孩子这个月感冒两次了，第一次是我们不小心，让孩子冻着了，可这次也没有让孩子冻着或热着啊，怎么又感冒了呢？"

我告诉她，第一次只是普通的感冒，这一次是最近比较盛行的流感。

"哦？不都是感冒吗？有什么区别吗？"

"虽然都是感冒，但有很大的不同。"我笑着答道。

在临床上，感冒分为普通感冒和流行性感冒（简称流感）两种，二者虽然都是上呼吸道感染的疾病，都会以飞沫的形式传播，但普通感冒可以由合胞病毒、鼻病毒等多种病原体引起，而引发流感的病原体只是流感病毒。

普通感冒的发生多与温度的突然变化有关，特别是在冬春季节，天气冷暖骤变，最容易导致感冒的发生。流感的多发季节虽然也是冬春两季，但它还与一个地区所流行的流感病毒有关，所以不同地区的流感可能有不同的症状表现。

普通感冒一开始的表现多为打喷嚏和咽部肿痛，随后出现流鼻涕、鼻塞、咳嗽等症状，会有发热的表现但多为低烧，一般几天后便可痊愈。流感的表现要更为严重，一般会出现体温过高、身体发冷、头痛、肌肉酸痛、全身乏力、关节酸痛等症状，有的孩子还会出现肠胃症状，比如恶心、呕吐和腹泻。婴儿流感的临床症状常常不太明显，有的表现为喉气管支气管炎，有的会出现高热惊厥。

普通感冒的传播范围相对较小，一般同时患病的人数不多。而流感常常突然发生，传播速度快，会造成地区性的流行，严重时甚至可能引起世界大流行。对于流感的治疗，目前还没有什么特效药。近年来，流感病毒的变异越来越频繁，几乎每隔两年就要变异一次，人体对变异后的病毒没有免疫力，所以很容易被感染。预防流感，除了平时加强体育锻炼、提高自身的抵抗力外，还可以选择接种疫苗。

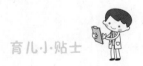

育儿小·贴士

有的家长不太好分辨孩子的感冒是流感还是普通感冒。其实，即使医生也很难根据单个病例就确诊是流感，很多流感都是事后结合流行病学统计结果确定的。所以，我认为，当您的孩子感冒了，不管是普通感冒还是流感，都要慎重对待。在自行用药效果不好，同时孩子伴随着高烧不退，并有咽痛、肌肉痛、呕吐等症状时就应该及时就医，让医生根据症状确定治疗方案。

孩子得了"急性上呼吸道感染"怎么办

去年冬天，一个朋友给我打电话，说她家的孩子从刚入冬就开始接二连三的感冒，前一次刚好，没几天又生病了。每次带孩子去医院看病，医生的诊断书上写的不是急性上呼吸道感染就是扁桃体炎。这让她觉得很奇怪，这急性上呼吸道感染是一种什么病？怎么她家的孩子每次都逃不过呢？

急性上呼吸道感染是儿童最常见的疾病之一，在冬春两季最为多发，主要侵犯患儿的鼻部和咽部，常造成急性鼻咽炎、急性咽炎、急性扁桃体炎等。3 岁以下的儿童由于身体抵抗力较差，因此发病率最高，到了学龄儿童期会逐渐减少。

急性上呼吸道感染是一种传染性疾病，主要通过空气传播。引起小儿呼吸道感染的病原体有很多种，如病毒、细菌、真菌、原虫等，但导致小儿急性上呼吸道感染的大多为病毒，占上呼吸道感染病原体的 80%~90% 甚至更多；而下呼吸道感染（指咽喉部以下气管、支气管、肺）的致病原则主要为细菌和支原体。

急性上呼吸道感染的症状

1	轻者表现为鼻塞、打喷嚏、流清鼻涕、轻微咳嗽或咽部不适，一般在 3~4 天内可以自然痊愈。
2	重者表现为高热不退、咳嗽咳痰、烦躁不安、哭闹不止、食欲锐减等，需要经过较长时间的恢复才能痊愈。

对于小儿急性上呼吸道感染的治疗，需要采取综合性的措施，一方面要多休息、多喝水、少食多餐，另一方面可以采用一些辅助治疗的方法，对症处理。

辅助治疗方法

1	充分的休息可以减少儿童体能的消耗，帮助身体尽快恢复健康。
2	多喝水有利于小儿体内毒素和代谢产物的排出，减轻症状。
3	少食多餐可以减轻孩子消化道的负担，避免由于消化不良而导致腹泻。

辅助治疗不仅可以促进小儿的康复，还可以防止病情继续加重。在孩子生病期间，妈妈要尽量保持室内空气新鲜，注意调节室内的温度和湿度，必要时可用加湿器净化室内空气；要暂时减少孩子的户外活动，少去或尽量不去公共场所；根据温度变化随时增减衣物；不要用被子给孩子捂汗，当孩子出汗后，可以先用温水给孩子把汗擦干，然后及时换上干净的衣物。

小儿急性上呼吸道感染很少出现久治不愈的现象，但有可能由于反复发作而对小儿的健康发育带来一定的影响，因此妈妈需要提高警惕，采取积极有效的预防和治疗措施。为了提高小儿自身的抵抗力，减少患病的机会，平时应注意使孩子加强锻炼，合理喂养，必要时可以适当补充牛初乳、维生素 A 等营养保健品，从而降低小儿患病的概率。

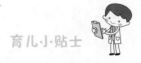

育儿小·贴士

由于抗生素对病毒引起的呼吸道感染不仅起不到治疗的作用，还容易导致细菌耐药性增强和体内菌群失调，所以尽量不要使用。

4 岁以下的孩子谨慎服用复方感冒药

"你这医生是怎么当的啊？我家孩子都感冒成这样了，你不给打针也就算了，连点药都不给开，你会不会看病啊？"门诊室里传来一个家长的吵闹声。

值班医生耐心地解释道："你家孩子得的是急性上呼吸道感染，就是普通的感冒，过几天就好了，不用吃药。"

我走进门诊室，看到一位三十岁上下的女士抱着一个孩子坐在椅子上。和值班医生沟通后得知，孩子三岁，患有急性上呼吸道感染，有点低烧和流鼻涕，值班医生觉得孩子的情况不严重，不吃药也能痊愈，所以没有给开药。

了解了情况之后，我同意值班医生的做法，所以又向孩子的妈妈耐心的解释了一遍，最后这位女士半信半疑地带孩子离开了。

当天晚上，孩子又被送来了医院，孩子的妈妈说下午回去后还是不放心，就自己去药店给孩子买了点感冒药吃了，谁知孩子吃了药后，情况不但没有好转，还出现了高烧、抽搐的现象，家里人都害怕了，便赶紧把孩子送医院来了。

经过抽血化验，医生诊断，孩子的白细胞有些低，是由于乱用药物导致了孩子的病情加重。

前文中说过，急性上呼吸道感染一般属于病毒感染，是可以自愈的，吃不吃感冒药都不会把感冒的病程缩短，只是可以缓解感冒所带来的发烧、流鼻涕等症状。而且，从药品的成分上看，这类感冒药都是复方制剂，即一种药品里含有多种有效成分。例如，护彤也叫"小儿氨

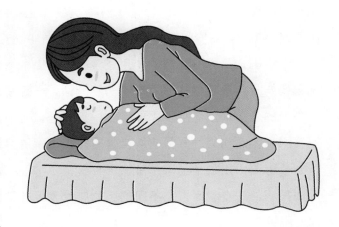

酚黄那敏"，说明书上写明，它不仅含有可以退烧止痛的对乙酰氨基酚，还含有马来酸氯苯那敏等成分；再比如，氨酚甲麻、氨金黄敏、美敏伪麻、酚麻美敏、氨酚烷胺等药品，里面的有效成分也都不止一种，都是复方感冒药。目前，在一些欧美等发达国家，这样的复方感冒药都不推荐给4岁以下的儿童使用，更有人建议把不推荐使用的年龄扩大到6岁。

其实，多年以前，欧美等国也曾广泛使用过这一类复方感冒药，但大量的临床证据表明：这样的药物不仅没多大的治疗作用，反而会带来更大的风险。因为当时复方感冒药的使用，缺乏儿童的临床数据，所以没办法设定儿童的标准剂量，一般都是根据成人用药的剂量来推算儿童的用药剂量，这样就无法保证儿童用药的安全性。此外，不同品种的复方感冒药虽然名字不同，但却可能含有相同的药物成分，比如"优卡丹"和"好娃娃"都含有对乙酰氨基酚和金刚烷胺，一旦妈妈没有注意到这一点，同时给孩子吃这两种药物，就容易造成服用过量，从而发生危险。

美国曾经发生过多起儿童过量服用复方感冒药而导致死亡的事件，所以从2007年开始，美国食品药物管理局明确规定，禁止两岁以下的儿童服用复方感冒药，同时列出了不推荐给4岁以下的儿童使用的复方感冒药的种类和名称。现在，美国药店所出售的儿童复方感冒药都会在说明书上注

明限制使用的年龄段，如"两岁以下的儿童禁止使用""4 岁以下的儿童不推荐使用""4~6 岁的儿童可以在医生的指导下适量使用"等。

在中国，复方感冒药的使用还没有年龄上的限制，所以被广泛使用。如果妈妈一定要给孩子服用这类药物的话，一定要对症选药并选择正规药厂生产的儿童剂型药品。需要特别注意的是，含同类有效成分的药品不能重复服用，例如复方感冒药里常含有用来缓解流鼻涕症状的抗过敏成分，一些感冒药里用的是氯苯那敏（俗称"扑尔敏"），另一些药里用的却是苯海拉明，二者看上去是不同的药物成分，但却属于同一类别，所以不能同时服用。

还有些妈妈认为西药的副作用大，所以更倾向于中成药，这也存在一些问题。中成药不是没有副作用，只是大多没有在说明书里标注而已。还有一些药品尽管使用的是中药的批准文号，但配方里却含有西药的成分，如常用的"999 感冒灵颗粒"和"维 C 银翘片"，里面都含有对乙酰氨基酚和马来酸氯苯那敏等西药成分，如果和其他感冒药合用，容易导致服药过量而中毒，所以用药时需要特别注意。

孩子经常感冒，可以打"丙种球蛋白"吗

朋友给我打电话，说他家的孩子经常感冒，有人建议他给孩子注射丙种球蛋白，据说能提高孩子的免疫力，少感冒，他不知道这样做行不行，所以问问我。我听后果断地告诉他："别打了，没有用。"

很多妈妈都想通过注射丙种球蛋白的方式来给孩子预防感冒，那么丙种球蛋白到底是一种什么样的药物呢？

丙种球蛋白是以一种血液为来源的生物制品，是从人的胎盘血液或健康人的血液中提取出来的，属于被动免疫制剂。对于近期与传染病病原密切接触又没有获得相应主动免疫力的人，注入丙种球蛋白后可以马上获得免疫力，但它预防的时间很短，一旦被代谢掉以后，免疫功能也会随之消失，所以只能作为一种临时应急的措施。

需要特别提醒的是，生物制品是一种很容易导致严重过敏反应的药品，所以注射这类药品本身就存在着很大的风险。而且，一旦制造这种药品的血浆受到污染，那么注射后感染乙肝、丙肝等传染病的概率会大大增加，临床上已经发生过多起由于注射被污染的血液制品而感染的病例。所以，临床上对于丙种球蛋白的使用非常严格，仅能用来治疗免疫缺陷病、大面积烧伤、严重创伤感染以及败血症等严重疾病。现代传染病学认为，丙种球蛋白不能大量、广泛地被用来提高人体的免疫力，更不能用来预防感冒这类小病。

事实上，由于孩子的身体发育还不健全，所以很容易受到外来因素的影响。在孩子身体健康的时候，给其注射或服用任何诸如"丙种球蛋白"之类增强免疫力的药物，都会扰乱孩子正常的免疫功能的发育，最后不但起不到预防的效果，反而会抑制孩子自身免疫功能的发育或导致孩子出现新的免疫功能紊乱性疾病。

就目前的医学水平来看，普通感冒还不能通过注射疫苗的方法来预防，因为引起普通感冒的病毒种类繁多，患病还没有办法确定人体会被哪一种病毒感染，所以就没有办法通过疫苗来进行预防。而且，通常情况下引起普通感冒的病毒所含有的毒性并不强，不会导致严重并发症的发生，只要注意休息，多喝水，一般在一周左右便可痊愈。与普通感冒相比，流行性感冒可以通过注射流感疫苗来预防，只是每年流感疫苗的病毒株不一样，所以预防流感不是一劳永逸的，每年都要注射新的流感疫苗。

当然，如果想要从根本上减少孩子患病的概率，还是要增强孩子的体质，妈妈们除了按照我国计划免疫的要求接种各种疫苗外，更要注意孩子的均衡营养，让孩子养成良好的生活习惯，多让孩子参加锻炼，使孩子对疾病的抵抗力逐步增强。如果孩子多加注意后还是爱感冒，则要找出致病的原因。营养不良会引起抵抗力低下，如严重缺乏维生素A；给孩子穿得过多会使孩子的忍受力下降，变得弱不禁风；多次反复使用抗生素也会使孩子的抵抗力下降。找准原因，对症治疗，才能帮助孩子健康成长。

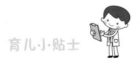

育儿·小·贴士

普通感冒也具有传染性，患者不仅可以通过咳嗽或打喷嚏时飞出的飞沫传播，还可以通过直接与感冒患者接触或者接触他们用过的物品而被感染。所以妈妈要尽量少带或不带孩子去人员密集的公共场所，以免造成交叉感染。

止咳先化痰，父母别盲目给孩子止咳

"医生，我的孩子主要是咳嗽，痰不多，你为什么只给开化痰药呢？"工作中，经常有妈妈这样问我。殊不知，妈妈看到的咳嗽只是表象，如果痰液不能及时清除，咳嗽是不会痊愈的。

咳嗽是人体用来自我保护的一种应激反应，可以把身体内的灰尘、过敏源、细菌、病毒等病原微生物排出体外，如果强行用药物将咳嗽止住，有害物质就会由于无法排出而存留在体内，导致继发感染、肺炎等疾病。

小儿咳嗽最常见的原因就是感冒引起的呼吸道炎症，如果呼吸道炎症是由细菌感染引起的，可以选用合适的抗生素来进行治疗；如果是由病毒等微生物感染所致，用抗生素就不合适了，要选用合适的抗病毒药物。而据临床统计，在所有由呼吸道感染引发的咳嗽中，病毒感染占95%。

很多妈妈会在孩子咳嗽的时候去药店给孩子买"咳嗽药"，而这"咳嗽药"到底是用来止咳的还是用来祛痰的，自己也不清楚。其实，"咳嗽药"可以明确地分成两类：一类为止咳药，一类为祛痰药。咳嗽的病症不同，所服用的药物也不一样。

止咳药又叫镇咳药，主要是用来止咳的。按照药的作用部位不同，止咳药又被分为中枢性止咳药和末梢性止咳药两类。中枢性止咳药是一种抑制脑中枢的药物，由于其具有严格的适应证，所以一般情况下不会使用，只有必要时才可以偶尔使用，痰多或者痰液黏稠的患者不适合使用强力镇咳的药物。末梢性止咳药可以覆盖在发炎的咽部黏膜上，使呼吸道感觉神经末梢对刺激的敏感性降低，从而达到止咳的效果，这类药适用于呼吸道感染引发的刺激性咳嗽，特别是在痰量较少的时候。

祛痰药也分为两类。一类可以促进呼吸道系统的分泌，使痰液变稀，便于被咳出，如碘化钾、氯化铵、桔梗、远志等，这类祛痰药适用于有呼吸道炎症、痰稠又很难咳出的患者；另一类祛痰药可以直接使痰液溶解或黏度降低，从而使痰容易被咳出，如溴己新、去痰片等，它比较适用于手术后咳痰困难的患者。

事实上，小儿咳嗽的原因有很多，不一定都是患病导致的。通常情况下，咳嗽是孩子正常的生理防御反射，是人体自主清理呼吸道的过程。例如，孩子早上起床后会有轻微的咳嗽，其实是在清理夜晚积存在呼吸道里的黏液和垃圾，不用过分担心。当然，如果孩子的咳嗽持续了很长时间或咳得非常猛烈，则有可能是疾病导致的，妈妈不能大意，一定要及时带孩子去看医生。

引起孩子咳嗽的几个原因

1	一般来说，如果孩子咳嗽时伴有痰液，但没有急促的呼吸，多半是普通感冒。
2	如果孩子时而干咳，时而带痰，且喉部常发出略显嘶哑的声音，则很可能是流感引发的。
3	有的小孩感冒后会出现持续咳嗽的现象，这有可能是感染导致的过敏，在冬季或生活的环境受到污染时更容易发生。
4	如果孩子接触花粉等异物就咳嗽，则极有可能是哮喘。
5	如果咳嗽时呼吸短促、微弱，则多半为支气管炎。
6	如果孩子吃完东西后出现气喘和持续、沙哑的咳嗽，则可能是反流性食道炎。

　　其实，完全依靠药物来止咳化痰不如做好孩子的日常保健工作。在孩子生病期间，妈妈首先要鼓励孩子多休息，少做剧烈运动，睡觉时可以用枕头撑起孩子的后背和头部，以防孩子咽喉内滞留的黏液质无法排出；其次，要保持室内空气的流通，避免烟尘等有害物质刺激孩子的呼吸器官。平时要注意随时给孩子增减衣物，尽量不要让孩子吃酸、辣、冷等刺激性较强的食物。此外，由于咳嗽时产生的急速气流会带走呼吸道黏膜的水分，造成呼吸道黏膜缺水，所以要注意给孩子多喝水、多吃水果。

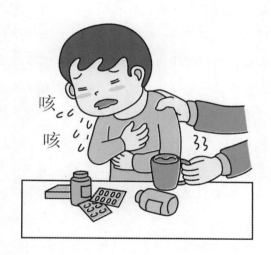

孩子长时间咳嗽就可能是百日咳

我曾经收治过这样一位患者，那是一个一周岁的孩子，来自偏远的农村，家里较为贫穷，来医院时已是深秋，可是孩子的奶奶只穿着一件破旧轻薄的外套。孩子被送来时咳嗽不止，连续的咳嗽甚至使孩子出现了短暂的呼吸困难，憋得他面红耳赤。孩子的奶奶说，孩子咳嗽已经有两个多月的时间了，村里的医生给开过一些药，但吃了以后都没有效果，一开始她以为是普通的感冒就没有在意，谁知最近咳嗽得越来越严重，就在村里人的建议下，赶紧来大医院做检查了。

"大夫，求求你救救我孙子吧，这孩子可怜，他爸爸身体有病，孩子他妈半年前也离家出走了，现在就剩下我这个老婆子来照顾孩子，他是我的命根子，你可一定要帮我治好他呀！"老人一边哭诉，一边要给我跪下来。

我和另外一位医生连忙扶住老人，"大娘您别这样，给孩子看病是我们的职责，我们一定会尽力的，您放心吧。"在给孩子做了详细的检查之后，我确诊孩子得的是百日咳，赶紧帮孩子办理了入院手续。经过近一个月的努力后，孩子终于痊愈了，孩子奶奶带着孩子高兴地离开了医院。

百日咳是一种由百日咳杆菌引起的急性呼吸道传染病。在未得到及时有效治疗的情况下，病程可迁延数月，所以称为"百日咳"。百日咳的临床特征为阵发性、痉挛性咳嗽，并伴有深长的"鸡鸣"样的吸气性吼声。病人是百日咳唯一的传染源，典型病人和轻型病人都可以成为传染源。百日咳杆菌很难在外环境中生存，一般只是在上呼吸道黏膜中生长繁殖，然后随同飞沫进行传播，所以百日咳的传播途径主要为飞沫传播。由于百日咳杆菌被排出体外后会很快死亡，所以很少通过衣物、用具等间接方式传播。不过，患过百日咳后一般可以获得持久性的免疫力，一生得两次百日咳的人极少。

百日咳的临床病程一般可分为 3 期。

1. 卡他期

从发病开始到出现痉咳，一般需要 1~2 周的时间。百日咳初始时的症状类似于感冒，除了咳嗽以外，还可能有流鼻涕、打喷嚏、轻度发热等症状，也可能只有干咳的症状，并不会引起特别的注意。当其他症状逐渐消失后，咳嗽的症状反而会加重，并且是日轻夜重，渐渐呈现为痉咳的状态。

2. 痉咳期

一般为 2~6 周的时间。痉咳期的主要特点为阵发性、痉挛性咳嗽，发作时会不间断地短咳十余声或数十声，然后长吸一口气，因其喉部仍呈现痉挛的状态，所以常伴有高声地鸡鸣般吼声，接着又发生下次的痉咳，如此反复多次，直到咯出黏稠痰液为止。咳嗽剧烈时，还可能会有大、小便失禁，双手握拳屈肘、面红耳赤、两眼圆睁、涕泪交流、张口伸舌、唇色发绀、头向前倾等症状，表情极为痛苦，呕吐后才能得到暂时的缓解。症状较轻的患者一日会出现数次上述症状，严重者一日会出现数十次且夜间更为严重。奔跑、进食不当、受凉、烟熏、哭闹等都可能诱发咳嗽，发作前一般没有明显的预兆。

3. 恢复期

一般需要 2~4 周的时间，各项症状逐步减轻，最后恢复正常。

百日咳的传染性很强，常引起大范围内的流行，并且患儿的年龄越小，病情越重，可以并发肺炎、脑病而导致死亡。近三十年来，由于我国广泛推广接种疫苗，百日咳的流行已大大减少，发病率、病死率也都明显降低。所以，安全有效地预防百日咳，做好疫苗接种是最好的办法。

感冒引起的鼻塞、流涕，可滴点生理盐水

"大夫，我家孩子鼻子不通气还流鼻涕，都哭闹了好几天了，您给开点感冒药吧。"一天早上，我刚到办公室，就有一位妇女抱着一个半岁左右的孩子走了进来。

"孩子多大了？鼻塞、流鼻涕的症状有几天了？吃药了吗？"我一边用体温计给孩子量体温，一边询问道。

"孩子七个月了，三天前开始有点流鼻涕，但我们没怎么在意，没想到这两天严重了，孩子总是又哭又闹的，我怕再拖下去会更严重，所以想来买点感冒药。"孩子的妈妈一边哄着哭闹的孩子一边回答。

"除了鼻塞、流鼻涕，还有别的症状吗？"

"暂时还没有发现。"

"如果是这样，我觉得孩子太小了，不建议给孩子服用复方感冒药，你可以试着往孩子的鼻子里滴一点生理盐水，或许可以有所缓解，如果效果不好，你再来找我。"那位女士听后轻轻地点了点头，半信半疑地离开了。

一周后，这位妈妈抱着孩子专门来医院找我，一见到我就高兴地说："大夫，真是谢谢您了，用了您的方法后，我家孩子鼻塞、流鼻涕的症状果然好转了，一片药都没吃病就好了，我今天特意带着孩子来谢谢您。"

在小儿感冒中，鼻塞、流鼻涕的症状很常见，孩子的鼻子被堵住了之

后会十分难受，特别是在晚上，鼻塞常常使孩子憋醒。在这种情况下，把生理盐水滴到孩子的鼻孔里，不仅可以滋润孩子的鼻孔，还可以起到清洁鼻腔的作用，使鼻子恢复通气。

妈妈们需要注意的是，这里所说的生理盐水并不是普通的盐水，而是医院用来输液的灭菌生理性氯化钠。使用时，先用灭菌的小滴管把盐水吸出来，然后滴一小滴到孩子的鼻孔里，一次一定不要滴入太多，否则会造成孩子鼻子的不适。也可以把生理盐水滴到灭菌的棉棒上，然后轻轻地塞进孩子的鼻孔里，刺激他的鼻子，让他打喷嚏，把堵在鼻子里的东西打出来，也可以使鼻塞得到缓解。当然，如果妈妈们嫌去医院里买生理盐水太麻烦的话，也可以去药店买生理性海水鼻腔喷雾剂，只是价格偏高。

其实，感冒是一种自愈性的疾病，它从开始到结束会有一个发展的病程。感冒一开始表现出来的症状一般主要是鼻塞、流鼻涕或者嗓子沙哑，这是由于感冒病毒对鼻咽的局部产生了影响。随后，病毒进入身体，人体内的免疫系统会做出一系列的反应，体温的调节中枢会将体温上调，从而导致发烧，这种状况通常会持续 3~5 天。烧退后，有时还会出现咳嗽的症状，一般会持续两周左右。

生理盐水不仅可以用来治疗鼻塞，对咳嗽也有很好的治疗效果。如果孩子咳嗽得厉害，影响了睡眠，可以选用生理盐水来做雾化吸入，以此保持孩子的呼吸道湿润，减少刺激引发的咳嗽。当然，对于大多数的家庭来说，雾化机的成本太高，使用起来也不方便。所以在家里，妈妈们可以充分地利用加湿器，保持室内湿度在 40%~50% 之间，不要太湿，否则容易导致细菌、霉菌滋生。除此之外，还可以选择吸入水蒸气的方式来降低孩子气道的过度反应，但需要注意的是，不能使用自来水或矿泉水，而必须使用蒸馏水。

春天腮腺炎作乱，妈妈巧应对

一天，我给一个朋友打电话，无意间聊起孩子的事，就问了问他刚上小学的儿子。一提到孩子，朋友的语气就有些紧张，原来晚上孩子放学回家后，觉得头痛、浑身没有力气，朋友给他量了体温后发现他有些发烧，可能是着凉感冒了，刚给他吃了些感冒药，让他早早睡了。我听后也没太在意，春季气温高低不稳，感冒发烧是常有的事，孩子大了，平时身体又一直不错，就没放在心上。

谁知第二天早上，朋友打电话对我说，孩子发烧的情况不但没有好转，而且左侧的脸颊也肿了起来，还特别疼。我听到这里，赶紧让朋友带着孩子来我们医院。在给孩子做完详细的体检和化验检查后，我确定他患的是"流行性腮腺炎"，给他开了抗病毒的药物并进行了输液治疗。晚上，朋友打电话说孩子感觉好些了，我让朋友第二天再带孩子来给我看看。第二天我给孩子做完检查后，给孩子开了一些口服药，嘱咐朋友要让孩子按时吃药、注意休息。五天后，孩子的病已经完全好了，朋友还特意打来电话表示感谢。

流行性腮腺炎是由腮腺炎病毒引起的一种急性呼吸道疾病，具有传染性，可因说话、咳嗽、打喷嚏及通过唾液来进行传播。流行性腮腺炎好发于冬春季节，春季最为多见，易感人群主要为2~15岁的孩子。

流行性腮腺炎在发病前一般无明显症状，发病1~2天时会出现颧骨或耳后疼痛，腮腺逐渐肿大，体温也随之升高，最高可达 40℃。在发病初期，一般先是一侧腮腺肿大，2~4 天后对侧也会出现肿大的症状。据统计，约 3/4 的患者会出现双侧肿大。

腮腺炎的常见症状

1	腮腺肿胀是流行性腮腺炎最为明显的特征。一般以耳垂为中心，向前、后、下扩展，形状很像梨形，边缘不清。
2	肿胀部位的皮肤会由于紧张而变薄，发亮但不发红，触摸后坚韧有弹性，会有轻微的触痛感。
3	患者的言语、咀嚼能力都会受到一定的影响，在进食，特别是进食酸性饮食时会刺激唾液的分泌，导致疼痛感加剧。

重症者的腮腺炎患者其腮腺周围的组织还会出现高度的水肿，导致容貌变形，并出现吞咽困难的症状。腮腺管开口的地方在发病初期可能会出现红肿，挤压腮腺始终没有脓性的分泌物从开口处流出。腮腺肿胀的情况大多在 1~3 天到达最高峰，持续 4~5 天后可以逐渐消退并恢复正常。病程大约需要 10~14 天。此外，患者的颌下腺和舌下腺也可能同时受到连累，或单独出现异常。颌下腺会肿大，表现为颈前下颌肿胀并可能触及肿大的腺体。舌下腺肿大可导致舌头及口腔底肿胀，并出现吞咽困难的症状。

流行性腮腺炎常见的并发症有脑膜炎、睾丸炎、胰腺炎等，妈妈要特别注意观察患儿有没有出现持续高热、呕吐、剧烈头痛、嗜睡、颈强直、惊厥、烦躁、睾丸肿大及疼痛、腹痛等症状，如果发现异常要及时去医院就诊，以免耽误病情。

流行性腮腺炎的预防措施

1	流行性腮腺炎是可以通过疫苗来预防的疾病，就目前的医学水平来说，接种疫苗是预防流行性腮腺炎最有效的方法，儿童应该按时完成疫苗的预防接种，一般1.5岁接种一针，6岁接种一针，15岁以下儿童均可接种。
2	在呼吸道疾病流行的高发期，妈妈要尽量少带孩子去人员拥挤的公共场所，以减少孩子感染的机会，在必要时，如乘坐公交车等公共交通工具时可以佩戴口罩。
3	养成良好的个人卫生习惯，做到勤洗手、勤通风、勤晒衣被，锻炼身体，增强孩子自身的体质。

总之，父母要做好各种预防措施，一旦发现孩子患有流行性腮腺炎后应马上隔离，注意饮食和休息，吃清淡易消化的食物，避免刺激性食物，并及时接受正规的治疗，以免出现脑膜炎等严重并发症。

第六章

孩子积食、便秘了怎么办——
小儿消化系统疾病防治

孩子不好好吃饭，可能是食欲缺乏

　　同事家的小闺女今年两岁半了，聪明懂事又可爱，特别招人喜欢，可只有一件事让她的妈妈头疼不已，就是不愿意吃饭。"每天给她喂个饭就像打仗一样，斗智斗勇的，一开始我还有耐心哄她吃，可哄了几句就不管用了，说什么都不吃，每次到最后都会把我惹生气。我们两个一到吃饭的时候就像仇人一样，我也不知道怎么办才好。"

　　孩子不好好吃饭，我想很多妈妈都遇到过这样的问题，但妈妈们有没有想过孩子为什么不愿意吃饭呢？其实，孩子不好好吃饭很有可能不是贪玩儿，而是食欲缺乏。

　　孩子的食欲与情绪有关。由于孩子的脑部系统还没有完全发育成熟，所以其脑部的工作机能还不是十分顺畅，一点很小的刺激就会引发孩子高兴或不高兴的情感反应，这种情感反应常常与食物中枢有关。所以，年龄越小的孩子，越需要妈妈创造良好的就餐气氛，以此来带动他的食欲。此外，妈妈的情绪也会影响孩子的食欲。如果妈妈始终处于焦虑的状态，或者经常打骂、斥责孩子，特别是在孩子吃饭时训斥孩子，也对孩子的食欲有负面的影响。

　　孩子的食欲还与天气有关。一到夏季，一些孩子的食欲就会下降，这是由于机体为了调节体温，将较多的血液流向体表，使内脏器官的血液供应相对减少，以至于影响了胃酸的分泌，导致消化功能减弱；再加上天气闷热，孩子的休息和睡眠都不充足，神经中枢总是处于紧张的状态，改变了体内某些内分泌腺体的活动水平，这些都对胃肠道的活动产生了影响。

此外，微量元素的缺乏、口腔疾病的影响、爱吃零食、饭前饮用饮料等都会影响孩子的食欲，导致孩子在某段时间或某餐饭中食欲缺乏。

解决孩子吃饭难的问题，改变孩子食欲缺乏的现象，推荐几个小方法。

1. 为孩子营造一个良好的饮食环境

温馨舒适的吃饭环境一定比严厉呵斥的环境更容易引起孩子的食欲，所以在孩子吃饭的时候不要强迫他，不要给孩子太大的压力，如果孩子这一顿饭真的不愿意吃或总是边吃边玩，那妈妈可以狠狠心先把饭收了，等到下一顿再吃也无妨。

2 饭前不吃零食

饭前食用零食会严重影响孩子的食欲，所以对于食欲缺乏的孩子，妈妈最好把孩子所有的零食、带味道的饮品都停掉，特别是饭前一小时内，不能给孩子吃任何零食。

3. 适当给孩子吃些粗粮

现代食物做得越来越精细，可这对孩子来说并不完全是好事。精细的食物不仅会娇惯了孩子的胃，使孩子的肠胃蠕动变慢，还会影响孩子的咀嚼能力和牙齿的生长，使牙齿变得脆弱变形。偶尔给孩子吃一些玉米、小米等粗粮，杂粮，不仅有利于改善孩子的食欲，更有利于促进孩子的均衡营养。

4. 补充益生菌

适量的益生菌可以分解食物中的大分子蛋白质、脂肪等物质，促进孩子的消化和吸收。除此之外，专用的复合维生素 B 也能改善孩子的食欲，因为复合维生素 B 是一种"能量维生素"，可以促进孩子肠胃的蠕动，增进孩子的食欲。

5. 改变食物的外形

食物的外形对孩子的食欲有很大的影响，漂亮的食物可以激发孩子对食物的兴趣。例如，很多孩子不爱吃青菜，那么妈妈们就可以把青菜剁碎包成饺子，或者摆成小老鼠或小兔子等可爱的小动物形状来给孩子吃，使孩子对食物怀有新鲜感。同时还要定期更换孩子的食谱，做到饮食的多样化。

当然，如果孩子长期食欲缺乏，还需要去医院做一个详细的检查，看看是不是疾病导致的食欲缺乏，以便及时用药，对症治疗。

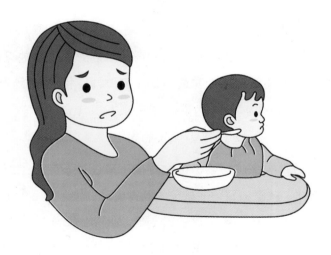

孩子呕吐时，不要急于吃止吐药

呕吐是一件非常难受的事情，看到孩子呕吐，每个妈妈都会心疼不已，为了尽快让孩子摆脱这种痛苦，很多妈妈会选择立即给孩子喂止吐药。殊不知，这样的做法是完全错误的。

一方面，呕吐是人体一种正常的自我保护反应，比如食物不能被人体接受时，可以通过呕吐来及时排出体外；另一方面，呕吐是很多疾病的一种外在表现，其深层次的病因需要更长的时间才能表现出来，如果孩子一发生呕吐就立刻服用止吐药，其深层次的病因就失去了表现的机会，容易使医生误诊。

诱发孩子呕吐的原因有很多，有疾病引发的呕吐也有非疾病引发的呕吐。其中，疾病引发的呕吐主要有以下几种情况。

1. 咳嗽导致的呕吐

在患有严重感冒或其他原因引起的咳嗽时，有的孩子咳痰咳不出来，使劲咳时就会引起呕吐。面对这样的孩子，应该把精力放在治疗孩子的咳嗽上，孩子的咳嗽一旦治疗好了，呕吐的现象自然就消失了。

2. 胃病导致的呕吐

由于孩子的消化系统正处在发育阶段，还不是十分健全，胃动力也还很弱小，所以孩子胃部对某些食物会产生不适感，引发呕吐。此外，营养的不平衡或受到病菌感染等原因都可能引起孩子胃部消化不良，进而出现恶心、呕吐等症状。面对这种情况，妈妈们不要随意给孩子吃止吐药，而是要立即带孩子去医院，寻求专业医生的帮助。

3. 发热导致的呕吐

当孩子发烧时，身体的消化系统会陷入紊乱的状态，同时还会有一种眩晕感，这就容易导致孩子出现呕吐的现象。所以，在孩子突然呕吐时，妈妈应该先给孩子量一量体温，确定有没有发高烧。一旦孩子发烧，应该及时带孩子去看医生，并积极配合医生的治疗。

4. 外伤导致的呕吐

孩子天生好动，磕磕碰碰是在所难免的，当孩子的头部受到碰撞之后，由于受到震荡和打击，孩子可能会有眩晕、呕吐等表现。一旦遇到这样的情况，妈妈一定要立刻带孩子去医院做详细的检查，以免耽误孩子的病情。

与疾病导致的呕吐相比，非疾病性的呕吐更为常见，如饮食的不规律、晕车、气味不适等都有可能引发孩子呕吐，常见的主要有以下几种情况。

1. 喝奶引起的呕吐

喝奶时不小心吞入大量空气，每次喝奶的量太大、速度太快，奶汁过冷或过热，喂奶后过多翻动孩子等等，都有可能导致孩子呕吐，但孩子吐后没有其他异常的表现，还能继续吃奶。出现这种情况之后，应将孩子平放，并把头侧向一边，以避免孩子将吐出的奶汁再呛入呼吸道。这种问题并不严重，只要多加注意就可以避免。

2. 饮食不当引起的呕吐

有的孩子会在进食后呕吐，吐过之后不但不会打蔫，反而精神特别好，玩得也很尽兴。如果符合上述情况，这样的呕吐一般与疾病无关，大多是由于吃得过饱而造成了积食，妈妈不用太担心，只要注意控制孩子的饮食就可以了。

3. 晕车引起的呕吐

晕车引发孩子呕吐是非常普遍的现象，这不是一种疾病，在适当的休息后会很快恢复正常。为了尽量减少孩子的不适感，坐车时，妈妈应该尽量减少孩子头部的左右摇摆，乘车前也不要让孩子过饱或过饥。

4. 气味排斥引起的呕吐

由于每个人的体质不同，有的孩子在闻到某种刺激性的气味之后会有不适感，发生呕吐反应。妈妈要细心观察孩子的不良反应，尽量让孩子远离会产生不适的气味。此外，有些气味还会引起疾病，比如带有甲醛的环境会严重威胁孩子的健康，一定要远离。

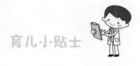

育儿小·贴士

新生儿由于发育的原因，胃体大多处于横位，而且贲门发育不完善，很容易出现溢奶、吐奶等症状，这种症状可以随着年龄的增长而逐渐好转，直至消失。不过，如果孩子的呕吐（吐奶）越来越严重并且日渐消瘦，这时一定要警惕孩子是否患有先天性肥厚性幽门狭窄。

想要判定孩子是否患有先天性肥厚性幽门狭窄，需要去医院做腹部B超，这种检查能够反映幽门的大小、肌层厚度和幽门管的长度等。另外，还有一种目前使用比较少的检查——上消化道造影，它对于腹部B超不能确定的病例，有一定的检查意义。

开塞露——孩子急性便秘、腹痛时的第一选择

一天，当我诊治完当天所有的病人，已经超过下班时间一个小时了，我收拾东西正准备下班，突然又来了两个病人——一个是3岁的女孩，在家玩的时候突发肚子疼，另一个是7岁男孩，从学校回家的路上就喊着肚子疼。

我给两个孩子检查后，发现他们都是脐周靠左腹疼痛，又询问得知两个孩子都存在3天没有大便的情况，我初步判断这两个孩子都是急性便秘引起的腹痛，就让各自的妈妈去药房买了一支儿童开塞露，然后小心地挤到了孩子的肛门里，让妈妈赶紧带孩子去厕所排便。一到厕所，两个孩子的大便就排出来了，排完大便后，孩子的肚子也不疼了。

陕西民间有句俗话说得好——"肚疼屎憋，头疼鬼捏"，过去的医生给孩子看病时，遇到孩子肚子疼，也总是会先问一句："这两天拉了吗？"美国艾奥瓦大学也曾对962个6个月内至少看过1次保健门诊的、年龄在4岁以上的患儿进行调查，发现有近一半患儿的急性腹痛是由急性和慢性便秘引起的。

小儿急性腹痛在我们儿科急诊中并不少见。引起急性腹痛的常见病有多种，它们起病急、进展快。急性腹痛发作时，患儿往往会出现阵发性哭闹、面色苍白、身体蜷曲、满身大汗、呕吐等症状，让父母十分恐慌，急切要

求医生为孩子止痛。但由于儿童尤其是 3 岁以下的幼儿，其语言功能尚未发育完善，所以不能完全用语言表达自己的感受，仅用哭闹来表达自己的不舒服，这就很难让医生在第一时间准确判断病情，也就不能随便给孩子吃止痛药，以免掩盖病情。

不过，尽管引起小儿急性腹痛的原因很多，但大部分的小儿急性腹痛都是功能性腹痛。所谓功能性腹痛，就是指由于肠管蠕动异常或肠管壁痉挛而引起的疼痛，主要表现为小儿突然发生阵发性腹痛，每次发作数分钟至十分钟，时痛时止，反复发作，腹痛可轻可重，严重者持久哭叫、翻滚，肚子稍硬，间歇时全腹柔软，可伴有呕吐，但吐后精神尚好。此类小儿急性腹痛发生的原因多与饮食有关，当孩子吃了不干净、不易消化的食物后，食物残渣在肠腔里发酵，产气刺激肠壁，反射性引起副交感神经兴奋，从而引起肠壁肌肉痉挛，进而暂时性阻断肠道内容物的通过，于是近端肠管就会发生剧烈地收缩及蠕动，所以会产生腹部疼痛感。中医认为："痛则不通，通则不痛。"这时给患儿使用开塞露，促使肠道内容物排出，恢复肠道通畅，疼痛自然也就消失了。

因此，当孩子因为便秘引发急性腹痛时，可先给孩子用一支儿童开塞露来促使排便，同时测量孩子的体温。一般来说，孩子在排出大便后，腹痛的症状就会消失，如果排便后腹痛症状仍未得到缓解，就要立即去医院。

说到开塞露，许多父母并不陌生，因为每当孩子有严重的便秘时，

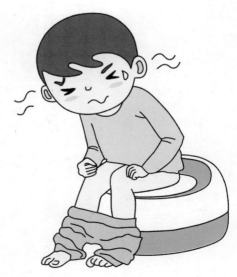

医生都会建议患儿使用开塞露。开塞露分为两种制剂，一种是甘油制剂，另一种是甘露醇、硫酸镁制剂。尽管两种制剂成分不同，但原理基本一样，都是利用甘油和山梨醇的高浓度和高渗性的作用，让更多的水分渗入肠腔，从而软化大便，刺激肠壁黏膜，反射性地刺激肠蠕动，引起排便反应，再加上具有润滑作用，使大便容易排出体外。开塞露使用起来也很简单，把装有药物的导管轻轻塞进孩子的肛门约 2cm，将药液注射进孩子的肛门就行，很快大便就会排出来。

需要注意的是，开塞露只能在急性便秘时应急或偶尔便秘时用用，如果长期使用，即使加大剂量也会变得没效果的，还会加重便秘。这主要是因为直肠受刺激次数越多，直肠的敏感性就越差，一旦适应了该药物，肠道将不再有反应。

帮助孩子培养排便习惯

朋友家的孩子快3岁了，一天她打电话向我抱怨，说她家的孩子什么都好，可就是大小便自己控制不好，总是弄到裤子上，她从孩子一岁的时候就开始给孩子把尿，教孩子正确排便，可怎么教都没有用，到现在孩子也没有养成良好的排便习惯，问我有没有什么好方法。

我听了她的话之后摇了摇头："你一开始的方法就是错的，难怪孩子无法养成良好的排便习惯。"

由于小孩子的膀胱肌肉层较薄，弹力组织的发育还不完善，储尿机能较差，神经系统对排尿的控制与调节、肾脏对尿的收缩等功能也都比较差，所以一般无法自主大小便。妈妈给孩子把尿最好在孩子15个月以后再进行，太早的刻意训练不仅没有效果，还会影响孩子性格的发育。当然，每个孩子的具体情况不同，如果孩子在尿尿方面比较有规律，也可以早一点尝试。

在培养孩子排便习惯的过程中，妈妈们调整好自己的心态，特别要注意以下几点。

1. 对于一个孩子来说，学会控制大小便确实是一件相当复杂的事情，妈妈要用心理解。

2. 在整个学习过程中，妈妈应该保持轻松宽容的心态，既有要求，也要有分寸。大小便训练只是孩子成长过程中的一部分，每个孩子的发育程度都不同，不能一概而论，也不要拿别人家的孩子和自己的孩子做对比。

3. 每一次孩子排完大小便时，妈妈都要给予精神鼓励，说些称赞的话语。这样既对孩子的语言和心理发育有促进作用，又能让孩子体会到排便的舒心和快感。

需要注意的是，在孩子大便时，由于小儿骶骨的弯曲度还没有形成，骶骨和直肠几乎是在一条直线上，直肠很容易向下移动和套叠；再加上大便时腹内压会明显增加，直肠壁在较大的推力作用下容易向肠腔内突出；同时小儿正处于发育时期，肛门的括约肌和肛提肌的肌肉紧张力都比较低，大便后肛门的收缩能力不强，直肠不能立即还原到原来的位置，所以很容易形成直肠脱垂。而想要预防小儿直肠脱垂，最好的方法就是使孩子养成良好的排便习惯，防止便秘。

如何培养孩子的排便习惯

1	1 岁半 以前	想尿就尿，随天性。在这一阶段，孩子的身心发育都有限，尿床和尿裤子都是无法避免的。所以妈妈可以随孩子的天性，想尿就尿，不用着急对孩子进行排尿训练，过早训练可能会给孩子带来一定的心理负担，产生反感。
2	1 岁半～3 岁	进行行为指导。这个年龄段的孩子其肌肉和神经都有了一定的发育，开始可以控制尿液的"存"与"放"，也能够听懂大人的指示，所以此时应该有意识地开始对孩子进行排便训练。
3	3 岁以后	慢慢克服尿床。相对于白天来说，夜晚由于孩子处于熟睡的状态，所以不愿意配合排便，很容易尿床。在平时的训练中，妈妈们可以逐步延长孩子的把尿时间，先半小时，再1个小时、2个小时，这样做可以慢慢锻炼孩子膀胱的储尿能力，逐步改变，直到天亮再下床排尿。

帮助孩子形成良好的排便习惯，是孩子成长过程中所必须经历的，也是一个长期的、循序渐进的过程，妈妈们必须要有耐心，不能操之过急。

孩子吃好喝好，排便就不是问题

能否正常排便是孩子身体健康与否的一项重要指标，很多有经验的老人或医生都会通过观察孩子大便的次数和形态来判断孩子是否健康。虽然影响孩子排便的因素有很多，但一般来说，只要让孩子吃好喝好，排便就不是问题。

一般来说，导致孩子排便困难的原因主要有以下几个。

1. 母乳不足会影响孩子的排便

如果妈妈的乳汁不足，孩子总是处于吃不饱的半饥饿状态，就可能两三天才大便一次。除了大便次数少以外，母乳不足的表现还有很多，例如每次吃奶的时间多于20分钟、吃后没有满足感、体重增长缓慢、睡觉不踏实等。对于这样的孩子，妈妈们要及时给孩子补充配方奶粉，不能让孩子饿肚子。

2. 母乳蛋白质含量过高也会影响孩子的排便

妈妈的饮食情况直接影响着母乳的质量，如果妈妈每一顿都喝猪蹄汤、鸡汤等富含大量蛋白质的汤类，其乳汁中的蛋白质含量就会过多，婴儿吃过这样的奶水后，大便偏碱性，就会变得硬而干，不易排出。所以，选择母乳喂养的妈妈们要尽量保证饮食均衡，多吃蔬菜、水果和粗粮，多喝水或粥，汤要适量进食，且饮食不要太过油腻。

3. 奶粉不易消化

奶粉的主要原料是牛奶，牛奶中不仅含有大量的酪蛋白，钙盐的含量也比较高，在胃酸的作用下，就容易结成块，不易被人体消化。所以，妈妈在给孩子冲调配方奶粉时一定要严格按照说明书的比例冲调，不要因为担心孩子吃不饱而冲调过浓。两顿奶的间隙可以给孩子喝些水或果汁（如半个橙子挤汁，加等量温水），也可以在奶中加一勺糖，这也能有效缓解便秘。

4. 孩子肠胃不适应

配方奶粉中一般都添加了各种营养素，有些孩子的肠胃可能不适应某种奶粉中所添加的营养素，以至于喝了这种品牌的奶粉后就不容易排便，换个品牌后就会恢复正常。对于这个问题，每个孩子的体质是不一样的，妈妈们要根据自己家孩子的实际情况来选择合适的奶粉。

5. 孩子进食的量少

有的孩子进食太少，食物经过胃肠的消化吸收以后，剩下的食物残渣也少，在结肠内无法产生足够的压力，所以就不会有排便的反应。孩子进食少可能是缺乏某种微量元素造成的，妈妈可以带孩子去医院检查一下，还要设法将饭菜做得好看一些，以促进孩子的食欲。

6. 孩子偏食

有的孩子只喜欢吃肉，很少吃蔬菜和水果，所以食物中蛋白质的含量过多，而纤维素的含量则相对太少。蛋白质成分多会使大便呈碱性，容易干燥；而植物纤维素含量太少，结肠的内容物也就太少，肠道缺乏必要的刺激，就不容易产生便意。妈妈此时要积极帮孩子改掉偏食的毛病，让孩子多吃蔬菜、水果等食物。

解决饮食所致的孩子排便不畅的问题，妈妈们要给孩子吃蔬菜和瓜果，少吃油炸、煎烤类的食品和巧克力、奶油等甜食，桂圆、荔枝、杧果等热性的水果也要少吃。妈妈们要多让孩子饮水。早上起来让孩子喝一杯白开水，可以起到补充水分、清理肠道、唤醒消化系统及整个身体机能的作用。

孩子拉肚子脱水时，及时补充补液盐

　　我曾接诊过一个严重腹泻的孩子，孩子6个月，来到医院时有呕吐、发烧、口唇发干、口渴、尿少、眼窝下陷、皮肤没有弹性等症状，属于严重的脱水现象，我赶紧对他进行了治疗。孩子的妈妈说，孩子拉肚子已经有几天了，开始不太严重就没太在意，这两天严重了，可吃了药也没有效果，孩子三天的时间就瘦了很多。

　　由于儿童肠胃系统的发育还不是十分健全，所以很容易出现拉肚子的状况。特别是在夏天，孩子凉着了或吃了生冷、过硬的东西都很容易拉肚子，如果没有及时的治疗，最后就会发展到脱水的地步。所以，在病情还不是太严重的时候，在孩子拉肚子的初期，妈妈就要采取一定的措施，抑制病情的发展。

　　发生腹泻时，孩子的大便次数会明显增多，丢失的水分和电解质也就随之增加了，在这种情况下如果不能及时补充流失的水分，就会导致身体脱水和电解质紊乱。20多年来，临床医学对腹泻的发病原理和人体的胃肠生理表现进行了反复研究，结果表明，患有肠毒素性腹泻（由产毒性大肠杆菌引起）的病人，其肠黏膜绒毛上皮细胞的吸收功能并没有受到很大的影响；患有细菌感染和轮状病毒腹泻的病人，其肠黏膜的吸收功能也没有完全失去作用，仍然有正常的黏膜组织可以继续工作。也就是说，腹泻所造成的缺水是可以通过口服补液的途径来补充的。

用口服的方式来补充身体所丢失的水分，首先推荐口服补液盐。补液盐的主要成分是氯化钠、碳酸氢钠、氯化钾和葡萄糖，它的渗透压和血浆十分接近，溶液中的钠、钾、氯浓度适中，可以及时纠正和补充腹泻时所丢失的钠、钾、氯，同时，溶液中的碳酸氢钠还可以纠正代谢性的酸中毒，葡萄糖则可以有效地帮助水和钠的吸收。

目前，国内市场上适合成人和儿童共同服用的口服补液盐主要有口服补液盐Ⅱ和口服补液盐Ⅲ。

服用方法

1	口服补液盐Ⅲ可以按照说明书所标示的方法，即每包加入250mL的水冲调后直接服用。
2	口服补液盐Ⅱ的渗透压偏高，给儿童服用时，需要按说明书的1.5倍水量稀释。在给孩子喂食口服补液盐时，要采取少量多次的方法，最好每隔2~3分钟喂1次，每次10~20mL。这样每小时可以给孩子补充150~300mL的液体，大概3~4个小时就可以纠正脱水的现象了。

很多妈妈为了减少孩子肠胃的负担，会在孩子腹泻时大大减少给孩子

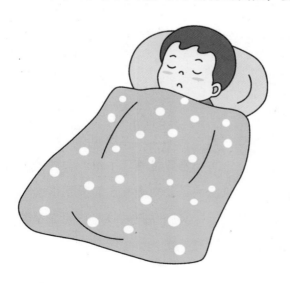

的食物量。这样的做法是不科学的，过度禁食反而不利于孩子肠道的恢复。我建议大家：如果孩子腹泻的情况并不严重，可以停掉肉、鸡蛋等不易消化的食物，继续适量喂食米粥、米粉等以碳水化合物为主的食物。适当的食物摄入，不仅能够提供一些人体所必需的

营养，还有助于肠道内的毒素排出体外。

　　需要注意的是，口服补液盐只适用于腹泻时预防脱水或轻度和中度脱水但没有明显周围循环障碍的孩子。新生儿或较为严重的腹泻脱水，有明显的腹胀、休克、心肾功能不全或其他严重并发症的患者都不适合服用口服补液盐。

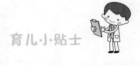

育儿小·贴士

　　对于有腹泻现象而脱水不严重的婴儿来说，可以在家里自行调养，除了口服补盐液外，糖盐水、各种汤、稀饭、酸奶、白开水等都可以起到预防脱水或缓解脱水的作用，妈妈们可以根据实际情况适量给孩子喂食。但是，如果孩子在 3 天内情况依然不见好转，则一定要送去医院接受专业的诊治。

孩子得了秋季腹泻，妈妈该怎么办

"今天特别奇怪，我接诊的孩子中有一半都是因为拉肚子来医院的，看来秋季腹泻已经开始流行了，需要引起大家的注意了。"办公室一位刚从门诊值班回来的同事说道。

"是啊！到了秋天了，腹泻又开始流行起来了。我朋友家的孩子最近也因为严重的秋季腹泻而在医院输液呢，孩子才一岁，这几天都瘦了一圈了。"另一位同事答道。

秋季腹泻这样厉害，那么它是一种什么样的病呢？秋季腹泻是一种轮状病毒（因其外形酷似车轮而得名）所引起的急性肠炎，易感人群为2岁以下的婴幼儿，特别是1岁半以下的婴儿最为多见。由于其发病的时间多在9月~次年3月，所以称为秋季腹泻。

调查发现，在秋冬季节患上腹泻的婴幼儿中，有40%~70%都是轮状病毒感染所导致的。秋季腹泻起病急、来势凶，一般多伴有发烧，可以持续1~4天，有的患儿还伴有咳嗽、流涕等症状。起病当天就会出现呕吐的现象，排便似水，颜色一般为白色或浅黄色，每日10~20次，并伴有脱水的症状。病程一般为4~7天，长的可达3周左右。

秋季腹泻虽然症状严重，但如果治疗及时，大多可以较快治愈。轻度的小儿秋季腹泻，病程一般为5~8天，父母只要遵照医嘱，及时给孩子喂药，多给孩子饮水，并给孩子补充高营养、高维生素、易消化的食物，一般就可以逐渐恢复健康。严重的患儿，如伴有高烧、频繁吐泻、脱水等症状时，应该及时到医院进行治疗。

对于患有秋季腹泻的患儿，正确的家庭护理很重要，妈妈们需要注意以下几点。

1. 预防脱水

当孩子患有秋季腹泻时，妈妈可以给孩子喂食一些米汤加盐溶液或口服补液盐，及时补充孩子身体所流失的水分，避免孩子出现脱水的现象。

2. 调整饮食

无论是轻度的还是重度的秋季腹泻都不需要给孩子禁食，只要孩子想吃就应当鼓励其进食。但对于母乳喂养的孩子来说，患病的急性期可以减少哺乳的次数，缩短每次哺乳时间，改为喂食一些牛奶或等量的米汤给孩子。对于病情较重并伴有脱水的孩子应该及时到医院就诊，接受专业的治疗。当患儿的病情好转之后，可以恢复其饮食，进食的量需要由少到多逐步增加，由稀到浓循序渐进。

3. 不滥用抗生素

秋季腹泻的致病因素是病毒而不是细菌，所以不必服用抗生素。抗生素不但起不到任何治疗效果，还会杀死肠道中原本正常的菌群，引起菌群紊乱，使腹泻症状加重。

4. 注意腹部保暖

秋天，气候渐渐转凉，腹泻的孩子其肠蠕动本来就已经增快，如果腹部再受凉，其肠蠕动的速度会更快，从而导致腹泻加重。在孩子患病后，妈妈可以适当地用热水袋对孩子的腹部进行热敷，也可以帮孩子揉揉肚子，以缓解其疼痛感。

5. 保持肛门清洁

大便的次数增多了，更要注意肛门部位的清洁。每次孩子大便后，都要用温水及时把孩子的屁股擦洗干净，婴儿则要及时更换尿布。孩子用过的东西要及时洗涤并进行消毒处理，以免造成反复的交叉感染。

其实，秋季腹泻完全可以预防的。父母应该特别注意以下8点，谨防"病从口入"。

预防秋季腹泻的建议

1	帮助孩子养成饭前、便后都洗手的好习惯，不喝生水，不乱吃不干净、不新鲜的食物。
2	处在哺乳期的妈妈应特别注意乳房的清洁，勤换内衣，减少孩子感染病毒的机会。
3	要特别注意孩子的奶瓶、汤勺等饮食用具的卫生，每次用前和用完后都要用开水洗烫，每天最好煮沸消毒一次。
4	除了餐具外，孩子的玩具也应该经常消毒，减少孩子接触病毒的机会。
5	保持居家环境的清洁，不留卫生死角，防止病毒和细菌的滋生。
6	加强孩子的身体锻炼，增强孩子自身的抵抗力。
7	禁止孩子与患病的人接触，疾病的高发期要尽量减少孩子的外出，回家后要及时给孩子洗手并更换衣物。
8	多给孩子喂食新鲜的水果和蔬菜，补充B族维生素，改善其胃肠功能。

婴幼儿慢性腹泻，可能是奶粉过敏惹的祸

元元自出生后长得特别壮实，连一次感冒都没有过。但到了元元10个月的时候，突然开始腹泻了。妈妈以为是前一天给元元吃的那一小块西瓜有问题，因为那块西瓜是从卖西瓜的小贩摆在摊前的样品——半个西瓜上切下来的，那半个西瓜没有贴保鲜膜，就那么摆放在车来车往的马路边，不知道吸收了多少尘土和细菌。

腹泻的头一天，元元拉了4次大便，每次都很稀，刚开始发绿，后来渐渐发白。妈妈带元元去家附近的医院就诊，医生轻轻敲了敲元元的上腹部，说有点胀，就开了点丁桂儿脐贴和蒙脱石散。元元用药三、四天，腹泻的症状一点也没好转，妈妈就带着元元来了我们医院的儿科检查。

我根据元元妈妈讲述的连续腹泻三、四天一直不见好、大便稀溏发白，再结合孩子脸上、胳膊上出现的几个红色小疹子，初步认定元元是过敏引起的腹泻。我建议元元妈妈在为元元做常规的血细胞分析、便常规、轮状病毒之外，最好给元元做个食物不耐受检测，以便查清过敏源。元元妈妈同意了，然后就带着元元去做一系列检测了。

在我上午快下班的时候，元元的检测结果出来了，我一看：血常规没什么异常；大便中发现脓球菌8~12个，未发现轮状病毒；食物不耐受检测显示牛奶重度过敏，得出了结论：元元是因为受凉和对牛奶过敏引起的腹泻，

我建议元元立即更换抗过敏奶粉，并继续使用丁桂儿脐贴，同时服用妈咪爱。

更换抗过敏奶粉后第二天，元元的大便就变黏稠了，而且大便又变成一天一次了。到了第三天，元元的大便就变成正常的黄香蕉性状了。

孩子牛奶过敏，实际上是一种免疫过度，没有药物可以根治。牛奶过敏是孩子出生后第一年最常发生的食物过敏，大约有 2.5% 的孩子会出现牛奶过敏。

因此，如果确诊孩子是牛奶过敏，最好的治疗方法就是避免孩子接触牛奶的任何制品。

孩子对牛奶过敏的原因

1	牛奶蛋白 过敏	孩子对牛奶中的蛋白质产生过敏反应，每当身体尤其是胃肠道接触到牛奶后，身体就会发生不适症状。
2	对牛奶中的 乳糖不耐受	孩子的肠道中缺乏乳糖酶，对牛奶中的乳糖无法吸收，所以消化不良，乳糖不耐受的孩子一般只有胃肠方面的不适，大便稀糊如腹泻般，如果更换不含乳糖的奶粉，症状很快就会改善。

对于母乳喂养的孩子，妈妈就要停止食用一切牛奶制品，因为能够引起过敏的牛奶蛋白质可能会进入到母乳中，从而引起孩子过敏。

而对于吃配方奶粉的孩子，则应选择水解蛋白配方奶粉，它以植物性蛋白质或经过分解处理后的蛋白质来取代牛奶中的蛋白质；以葡萄糖替代乳糖；以短链及中链的脂肪酸替代一般奶粉中的长链脂肪酸。虽然水解蛋白配方奶粉成分与普通的奶粉不同，但却仍具有孩子成长所需的营养及相同的卡路里，也可避免孩子出现过敏等不适症状。中华医学会儿科学分会免疫学组曾建议，对于混合喂养或人工喂养的、有家族过敏史的婴幼儿，应尽早使用部分水解蛋白配方奶，并在孩子整个婴儿期都持续喂养这种奶粉，以降低过敏风险。

此外，对牛奶蛋白过敏的孩子也可选择山羊奶粉或豆奶粉，对缓解腹泻一样有效。

对牛奶过敏程度较轻的孩子，可采用牛奶脱敏法来改善过敏。

牛奶脱敏法

1	让孩子喝两个星期的水解配方奶粉或者纯母乳。
2	每天给孩子加一次普通奶粉，每次 10mL，观察孩子的反应，即使孩子出现轻微的过敏反应也不要紧。
3	如果孩子的过敏症状不是很明显，可再隔三天后继续喂牛奶 15mL，然后每隔三天喂鲜牛奶 20~30mL。
4	如果随着喂奶量的增加，孩子的过敏症状有所减轻，则说明脱敏有效，可逐渐增加喂牛奶量，同时缩短进食时间，直至完全恢复原来的喂奶量。
5	如果在脱敏试喂过程中，孩子的过敏反应变得越来越严重，一定要立即停止试用，改用水解蛋白配方奶粉喂养。

随着年龄的增长以及自身发育的逐步健全，许多孩子对牛奶过敏的症状会减轻甚至消失。一般来说，对牛奶蛋白过敏的幼儿在 1 岁左右可以缓解。

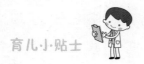

育儿·小·贴士

预防孩子对牛奶过敏，最好的方法就是母乳喂养，因为母乳中的蛋白质对孩子来说是同种蛋白，过敏性很低；而且，母乳中还有双歧杆菌等益生菌，可帮助孩子建立健康肠道菌群，训练孩子免疫系统，从而降低过敏的风险。

应对孩子腹泻，父母必须学会哪几招

　　一个孩子从小到大，无论照顾得多么精心细致，总要经历几次腹泻。腹泻往往让孩子变得软弱无力、痛苦不堪，看到孩子难受的样子，妈妈们总是心疼不已，恨不得求得一种神丹妙药，让孩子吃完以后就立刻好起来。其实，腹泻并不可怕，下面就来教妈妈们一些关于孩子腹泻的小知识。

　　腹泻其实是人体机能为了抵御感染而产生的一种自我保护性的反应，适当的腹泻并不是坏事。当人体的消化系统有细菌或病毒入侵时，机体就会通过腹泻的方法把它们排泄出去，此时如果过早的使用止泻药，机体的自我防御能力就会受到伤害，病原体会在人体内过度繁殖，最后导致病情加重。所以，孩子发生腹泻时不要急于用药，除非医生要求用药。

　　引起腹泻的原因有很多，孩子腹泻不全是因为吃了不干净的东西（细菌感染），病毒感染也可能导致腹泻，如轮状病毒引起的腹泻；饮食不当，如暴饮暴食引起消化不良导致的腹泻；乳糖不耐受；牛奶蛋白不耐受或过敏等引起的腹泻等等。

　　除此之外，当孩子腹泻时，妈妈还可以为孩子做些什么呢？

1. 观察大便的性状和次数

　　腹泻分为很多种，大便的性状可以看出腹泻的轻重缓急。如果大便呈糊状或大便里有不消化的奶瓣儿，不是水样便，也不是黏液脓血便，且量不大，可以暂时不予处理，再稍加观察；如果是水样便，每次大便的量很多，或者肉眼可以看见黏液或血丝，应立即把孩子的大便送去医院做化验。

2. 收集孩子大便有技巧

如果孩子刚刚出现腹泻的现象，无法判断病情，孩子的精神状态看上去还不错，能吃能玩，可以先把孩子的大便收集到塑料袋里，并在半个小时内送到附近的医院化验。需要注意的是，大便里最好不要混入孩子的尿液，也不要从地上或尿布上搜集大便，最好让孩子直接拉在塑料袋里；取样的大便不需要太多，最好挑看上去有黏液或有血丝的地方。由于化验结果存在一定的偏差，如果第一次的化验结果是正常，最好再化验一次。

3. 观察孩子有没有脱水的现象

如果孩子在哭的时候眼泪少或无泪，同时尿量也很少，说明孩子脱水很严重，要立刻给孩子补液。如果呕吐严重且不能进食，要立即送孩子去医院输液。体温超过38.5℃时，要适当地给孩子喂一些退热药。

孩子腹泻时大便次数增多，进食量减少，身体虚弱，此时用药需要特别小心。关于孩子腹泻时的用药方法，妈妈们可以参考以下几点。

1. 服用保护胃黏膜的药物

无论是感染性的腹泻还是非感染性的腹泻，都可以先用一些保护胃黏膜的药物，这种药物不仅对消化道黏膜具有特别强的覆盖能力，还能吸附病原体，从而减轻腹泻的症状。

2. 口服补液盐

大部分的妈妈一看到孩子腹泻就要求医生输液，事实上，腹泻最怕的是脱水，只要能及时给孩子补充身体所丢失的水分，很多时候是可以不输液的。

3. 微生态制剂

如果是三岁以下的孩子，在孩子腹泻后可以适当地补充有益菌群，以达到抑制有害菌群过度繁殖的目的，调整体内微生态失衡的现象。

4.尽量不要用止泻药

止泻药可以增加肠道的张力，抑制肠道的蠕动，使肠内容物延迟，临床上一般用于治疗严重的、难以控制的腹泻。这类药的副作用较多，2 岁以下的孩子一般禁止使用，所以妈妈不要私自给孩子喂食止泻药。

5.适当补充微量元素

腹泻急性期恢复以后，可以给孩子适当地补充一些微量元素，如锌、叶酸等，这些微量元素有助于修复受损的肠黏膜，使孩子尽快恢复健康。

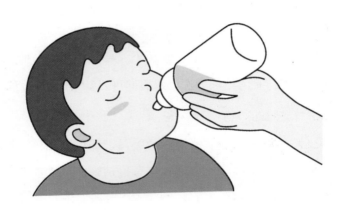

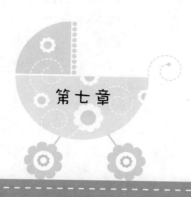

第七章

孩子长了湿疹怎么办——
小儿常见皮肤疾病防治

大多数孩子都会遇到的小问题：湿疹

在我们儿科，湿疹一直都是主打病，大约六成的患儿都是来看湿疹的，在 1 岁以内的患儿中，看湿疹的比例更是高达八成。许多妈妈在等候就诊时，和坐在自己旁边的妈妈一聊天，就常常发现对方也是带着孩子来看湿疹的，于是感叹：怎么现在的孩子得湿疹的这么多？

现在的湿疹患儿越来越多，有两方面的原因：一是因为现在的环境和饮食较以前更为复杂——居室装修更为复杂、细化，各种洗涤用品的种类越来越多，食物越来越精细，还常常添加各种防腐剂、添加剂，这些都可能导致孩子不适应而激发湿疹；二是因为现在的孩子大多是独生子女，家里五六口人围着一个孩子转，孩子皮肤稍微有点发红发痒，起几个小红疙瘩，家里的大人们就紧张得不行，赶紧带着孩子去看医生。

婴儿湿疹，也叫"胎毒""奶癣"，是婴儿时期常见的一种皮肤病，属于一种变态反应性疾病，说简单点就是一种过敏性疾病，这种病的患者主要是 1~3 个月大的婴儿。

确实，大多数孩子都要过"湿疹关"，个体差异只是症状轻重的问题。因为长湿疹是孩子出生后对外界环境的一个自然免疫适应的过程，婴幼儿本身的皮肤角质层只有成人的1/3厚，非常薄，而且毛细血管网又非常丰富，内皮细胞含水量及氯化物比较多，对各种刺激因素比较敏感，所以婴幼儿新接触一个环境或食物都可能出湿疹。

湿疹的发病原因比较复杂，而且孩子的年龄不同、皮损的部位不同、生活的环境季节不同，湿疹的表现也不同。一般来说，孩子易患的湿疹主要分为 3 种。

1. 脂溢性湿疹

主要见于 3 个月以内的小婴儿，临床症状主要表现为前额、颊部、眉间皮肤潮红，覆有黄色油腻的痂，头顶是厚厚的黄浆液性痂，严重时还会出现颏下、后颈、腋及腹股沟擦烂、潮红及渗出等症状，我们称为脂溢性湿疹。一般在患儿 6 个月添加辅食后可自愈。

2. 渗出性湿疹

主要见于 3~6 个月肥胖的婴儿，临床症状主要表现为两颊可见对称性米粒大小红色丘疹，伴有小水疱及红斑连成片状，严重时会出现破溃、渗出、结痂，瘙痒感特别严重，所以婴儿会抓挠患处，抓得患处出血或形成鲜红色湿烂面。这种湿疹如果治疗不及时，可拓展到全身，还可能继发皮肤感染。

3. 干燥性湿疹

主要见于 6 个月 ~1 岁的婴儿，临床症状主要表现为面部、四肢、躯干外侧出现斑片状的密集小丘疹，丘疹表面有硬性糠皮样脱屑及鳞屑结痂，但没有液体渗出。这种湿疹大多是因为父母给孩子洗澡洗得太勤了，因为婴儿皮脂腺发育还不完善，皮肤比成年人细腻 5 倍，清洗过多会将皮脂洗掉，而且频繁使用消毒洁肤产品也容易引发皮肤过敏，同时还会杀死正常菌群，导致皮肤表面的天然屏障受损。因此，防止这种湿疹，父母最好用清水给婴儿洗澡、擦脸，还要注意保证孩子房间的凉爽通风。

对于患有湿疹的孩子，父母的细心护理是促进孩子康复的有力保障。

孩子患湿疹期间的护理

1	对于母乳喂养的孩子，如果孩子出现了湿疹，因为母乳一般不容易引起湿疹，所以妈妈一定要注意观察孩子是不是对牛奶、鸡蛋、鱼和虾等食物过敏。
2	如果孩子是因为对牛奶过敏而引起的湿疹，妈妈可以在牛奶里少放些糖，把奶多煮一会儿，使蛋白质变性，再给孩子饮用，最好是用豆浆等食物代替牛奶。
3	避免让孩子的皮肤尤其是湿疹患处，接触到刺激性的物质，也不要在患处涂擦油脂丰富的护肤品，更要禁止用肥皂和过烫的水清洗患处。
4	孩子的房间要注意通风，保持房间的凉爽，因为过高的室温会加重湿疹的瘙痒感。
5	给孩子穿松软、宽大的棉织品或细软布料的内衣，避免穿化纤织物，而且内、外衣均要忌羊毛织物以及绒线衣衫，孩子的尿布要勤换勤洗。
6	孩子的湿疹症状较轻、面积不大时，可在医生的指导下对患处涂擦糖皮质激素类软膏（如皮炎平软膏、复方地塞米松霜等），但注意不要涂擦得太厚。如果孩子患的是脂溢型湿疹，就只需在其患处经常涂擦一些植物油（如茶油等），就能使痂皮逐渐软化脱落。

换种奶喝，让皮肤把湿疹"吃"掉

　　记得去年夏天，有一天早上我刚到门诊办公室，一对夫妻便抱着一个孩子急匆匆地跑了进来。"医生，你快来看看我家孩子脸上起的这是什么？"我走过去一看，孩子的脸上长满了小疹子，几乎没有什么好地方，还有好几处都抓伤了，四个月大的孩子，皮肤不是光滑有弹性的，而是非常粗糙的。经过初步检查，我确定孩子得的是严重的湿疹。

　　湿疹是在婴幼儿身上常见的一种皮肤病。孩子患湿疹，特别是严重的湿疹，如果不给予有效的治疗，后果会很严重，这绝不是危言耸听的预言。有资料统计：大约20%~50%的婴儿湿疹患者后来发生了哮喘，45%的婴儿湿疹患者后来发生了过敏性鼻炎，大约80%的婴儿湿疹患者在他们的皮肤症状消退后，又发生了呼吸道过敏反应。甚至还有研究发现：婴儿湿疹与哮喘的发病机制有惊人的相似之处，因此有人将湿疹称为"皮肤上的哮喘"。

　　没敢耽搁，我马上给孩子看病，经过近半个月的努力之后，孩子的病情有了明显的好转，脸上的湿疹开始慢慢消退，没有新的疹子长出，被抓破的伤口也慢慢愈合了。但奇怪的是，虽然孩子脸上的疹子变少了，但孩子还是经常哭闹，白天晚上都得不到充分的休息，变得有些焦躁不安。除了药物治疗之外，还有什么方法可以帮助孩子缓解病情呢？能不能在饮食上入手，从根本上解决问题呢？

又过了两天，孩子出院了。临走前，我叮嘱孩子妈妈在饮食上一定要多加注意，暂时不要给孩子吃鸡蛋、海鲜等容易过敏的食物，并建议她把普通牛奶更换成氨基酸奶粉，先吃一个月看看。孩子妈妈说："好，我们回去就给孩子换奶粉，等孩子好了以后，一定带孩子来找您复诊。"

一个月后，孩子的爸爸、妈妈特意带孩子来找我复查，"医生，谢谢你，我家孩子换了奶粉后果然好多了，休息有规律了，不再哭闹，连皮肤都变好了。"我接过孩子一看，果然，小家伙脸上的疹子完全消退了，而且没有留下一点痕迹，孩子的皮肤变得粉嫩粉嫩的，完全变好了。看到孩子彻底好了，我心里的石头终于落下了。

合理的喂养对于孩子的成长是至关重要的，这个小患者的康复再次证明了我的判断。我想起了"医学之父"希波克拉底在 400 年前说过的一句话："我们应该以食物为药，饮食就是你首选的医疗方式。"也就是说，一个好的医生，除了可以准确合理地使用药物之外，还应该多学习一些和营养学有关的知识，教会患者如何通过合理的饮食来缓解病情。

2009 年，澳大利亚专家共识组指出：三种婴儿配方奶（豆基配方、深度水解配方和氨基酸配方）可以用来治疗牛奶蛋白过敏症，医生应根据婴儿过敏综合征的不同表现，建议妈妈选择合适的配方奶来喂养孩子。如今，这些特殊的配方奶粉在大超市或奶粉专卖店都可以买到。

配方奶建议

1	深度水解配方奶首选用于治疗 6 个月以下婴儿的速发性牛奶蛋白过敏（非全身过敏反应）、胃肠道综合征和食物蛋白诱发的直肠结肠炎、食物蛋白诱发的小肠结肠炎综合征、特应性湿疹等。
2	豆基配方奶首选用于治疗 6 个月以上婴儿的速发性食物反应、不伴生长发育障碍的特异性皮炎或胃肠道综合征。
3	氨基酸配方奶首选用于过敏性和嗜酸细胞性食管炎等过敏性疾病。

孩子反复得湿疹，可能是特应性皮炎

家里才为贝贝过完满月酒，贝贝的脸上就开始出现红斑，到社区医院检查，医生诊断是湿疹，给开了一些药膏涂抹，没多久就消下去了。可没过几天，湿疹又出现了，家人就把原来医生开的药膏继续给贝贝涂抹，抹了几天又消去了。

后来湿疹又反反复复出现好几次，但每次抹抹药膏都能消下去，所以贝贝的父母也没太在意。直到贝贝再一次出现湿疹，而且这次抹药似乎没那么管用了，因为脸上痒，贝贝总喜欢把脸在大人身上蹭，而且孩子臂上出现了对称的两块干皮，过了一周后，孩子背上、手臂上、胸前都出现了干皮，吓得家里人赶紧带着孩子来了我们医院，挂了专家号就诊，被诊断为特应性皮炎。

特应性皮炎，也称异位性皮炎、特应性湿疹、Besnier体质性痒疹、遗传过敏性湿疹，是一种与遗传相关的复发性、炎症性皮肤病，它与哮喘和过敏性鼻炎一样，同属于变态反应性疾病范畴。因为特应性皮炎好发于双侧肘窝、腋窝部等四肢屈侧部位，民间俗称"四弯风"。特应性皮炎的发病原因目前尚不明确，引发该病的因素众多，但医学界普遍认为引发该病的主要因素可能是遗传因素、免疫因素和环境因素。

之所以许多患特应性皮炎的孩子会被当成患湿疹来治疗，是因为特应性皮炎早期的表现确实与湿疹非常相似——面部出现针头大小的红色丘疹，还会出现对称性红斑及鳞屑，严重时出现红肿、小水疱、糜烂及渗出等，常伴有很明显的瘙痒，等等。

特应性皮炎与湿疹的区别

1	与湿疹相比，特应性皮炎的症状要重一些。湿疹的皮疹大多局限在孩子身体的某个部位，如脸颊部、手背等；而特应性皮炎的皮疹范围常常波及孩子的头皮、耳根，严重时可蔓延至躯干、四肢包括手背和足背，并且随着年龄增长，孩子的颈部、肘窝、腘窝会逐渐出现典型的肥厚、苔藓样皮疹。
2	与湿疹相比，特应性皮炎更容易复发，而且病情时轻时重，病程常持续3个月以上。
3	特应性皮炎的患儿皮肤都特别干燥、粗糙，而且60%~70%的患儿患有哮喘、过敏性鼻炎，或有特应性皮炎的家族史。
4	特应性皮炎的患儿往往有面色苍白、眼圈发黑、鱼鳞病、弥漫性头皮屑、唇炎等特征。

一般来说，判断孩子是不是患了特应性皮炎，除了要具备皮肤瘙痒这一点外，还需要具备以下几个条件中的3个或3个以上。

1.屈侧皮肤受累史，包括肘窝、腘窝、踝前、或围绕颈一周，注意10岁以下儿童包括颊部。

2.个人哮喘或花粉症史，或4岁以下儿童的一级亲属发生特应性皮炎史。

3.全身皮肤干燥史。

4.屈侧有湿疹。

5.2岁前发病。

因为特应性皮炎症状较重，容易反复发作，所以治疗过程较长，再加上剧烈瘙痒使得孩子心情烦躁，因此父母一定要做好孩子在治疗期间的护理工作。

特应性皮炎的护理工作

1	环境方面	父母要保持房间的清洁干净、通风透气,防止过度使用空调而使得室内温度太低,必要时使用加湿器。
2	衣着方面	给孩子穿全棉,吸水性强,柔软的衣物,不要给孩子穿羊毛类、化纤、化工染料等制品的衣物,经常看护患儿的人也要避免穿上面这类衣物。
3	皮肤清洁方面	因为患病使得孩子的皮肤屏障功能受损,再加上慢性炎症及长期外擦皮质激素治疗引起局部皮肤易患性,使得孩子皮损处微环境有利于细菌及真菌生长,所以,父母要注意用26~36℃温度的水来清洗孩子的皮肤,急性期每日用温水沐浴1~2次,慢性期可每日沐浴1次,不要过度清洁,也不要使用碱性沐浴露。
4	饮食方面	父母要注意孩子饮食营养是否均衡合理,提供的食物应以易消化为主,多吃新鲜的蔬菜、水果和糙米,少吃精致面粉和杧果、菠萝、荔枝、榴梿一类的水果,不吃发霉变质或者腌泡过久的食物,也不要吃煎炸食品、虾、蟹等海鲜类食物和酸辣刺激性较大的食物。要多给孩子喝水,以防缺水引起皮肤干燥而加重皮肤瘙痒。
5	润肤方面	因为患有特应性皮炎的孩子由于皮脂腺数目减少、体积变小、分泌能力降低,皮肤角质层保水能力降低,屏障功能受损,水分的挥发也增加,致使表皮裂隙干燥、敏感性高,导致干皮症等皮肤问题,所以父母最好使用医学护肤品来帮孩子修复皮肤屏障功能,达到止痒保湿、防止皮肤干燥的目的。
6	药膏方面	可在医生的指导下使用非糖皮质激素类的局部免疫抑制剂来治疗,但长期用激素类药物容易引起局部皮肤的萎缩、色素改变和毛细血管扩张造成的皮肤潮红等不良反应,因此要密切观察皮损变化。

孩子长痱子，最好的方法是让环境凉爽

每年夏天七、八月份，我们儿科都会接诊好多因为长痱子前来就诊的孩子，这些孩子大多在前额、脖子、背部、大腿内侧等处出现针头大小的小红点，又痛又痒。那些不会说话的小宝宝因为身上痒而不停地在父母怀里蹭，因为不停地用手抓挠把皮肤都抓破了，疼得哇哇大哭，让人看着真是心疼。

孩子为什么会长痱子呢？痱子是由于夏季排汗不畅、汗孔阻塞而引发的一种皮肤急性症状。夏天天气炎热，身体出汗多，而孩子皮肤细嫩，汗腺功能又还没有发育完全，就使得汗液不能快速蒸发，汗液就会浸渍表皮角质层，导致汗腺导管口闭塞，而汗腺导管内汗液滞留后，因内压增高而发生破裂，汗液渗入周围组织引起刺激，就产生了痱子。

痱子分为红痱、白痱和黄痱 3 种，各自的临床表现不同。

1. 红痱

红痱是最常见的一种痱子，往往在炎热环境中突然发病，好发于前额、颈部、胸、背、乳房下、肘窝、腘窝及头面部，初起时皮肤发红，继而出现密集的针头大至粟粒大的丘疹或丘疱疹，周围绕以红晕。皮疹消退则见轻度脱屑，会产生瘙痒、灼热的感觉，或伴有轻度刺痛感，孩子经常搔抓可继发湿疹样皮炎、黄水疮，毛囊炎和疖等。但当天气变凉爽，皮疹就会在几天内迅速消退。

2. 白痱

当孩子高热骤然出汗退热或大量出汗时，往往会引发白痱，多发于躯干部，为针头大小的水疱，疱壁薄而微发亮，疱液清澈透明，疱的周围没有红晕。疱壁轻擦即破，而且愈后会有极薄、细小的鳞屑。

3 黄痱

黄痱又称脓痱，多发于头颈部，和四肢屈侧、外阴部等皮肤皱褶部位，痱子顶端有针头大浅表性的黄色小脓疱，处理不当可继发感染。

大部分痱子属于自限性疾病，过一段时间就会消失。对于白痱、红痱这类症状较轻微的痱子，只要让孩子处于凉快通风的环境中，保持皮肤清洁，给孩子抹一些痱子粉，就能很快恢复。注意，颈部、腋窝等褶皱部位不要用痱子粉，因为痱子粉可能进一步阻塞毛孔，加重生痱程度。

如果孩子起的是黄痱，就不能使用痱子粉，而要在医生的指导下给予有效的抗感染治疗。如果痱子持续不退，出现继发性细菌、真菌感染或湿疹化，就要立即前往医院就诊。

既然排汗不畅是引发痱子的主要原因，那么预防痱子，最重要的就是给孩子创造一个舒适、凉爽的环境，这就要求父母做到以下几点。

预防痱子的建议

1	注意房间的通风和降温，当气温比较高时，要用风扇或者空调给孩子所在的房间降温，或是在凉快通风的地方铺一张席子，让孩子自由玩耍。
2	注意及时为孩子清洁皮肤，孩子的头发尽量理得短而薄，当孩子大量出汗时用湿毛巾揩干汗液，勤给孩子洗澡，不要用刺激性的碱性肥皂，洗澡后要立即擦干。
3	别总是抱着孩子，给孩子穿透气性、吸湿性良好的棉质衣服，衣裤要轻薄宽松，以减少对皮肤的摩擦。
4	孩子睡觉时，最好在凉席上铺上床单或毛巾被，这样可吸汗，避免长热痱。

给孩子抹点紫草油，防治尿布疹

现在的许多妈妈都迷信西方的育儿理念，而且如今每个家庭的经济条件确实也比过去好了很多，许多孩子一出生就穿上了纸尿裤。纸尿裤在很大程度上满足了妈妈的惰性，因为孩子穿上纸尿裤后，就不用洗尿布了，也不用半夜起身了，真是非常省心。因此，很多父母一直都给孩子用纸尿裤，直到孩子两、三岁会自己大小便为止。

但许多给孩子使用纸尿裤的妈妈，往往很容易面临一个有些讨厌的问题——尿布疹。

尿布疹，俗称"红屁股"，是婴儿臀部的一种炎症。尿布疹很不易识别，只要孩子的臀部红肿，纸尿裤部位周围有肿块，就是尿布疹。如果在纸尿裤部位的红块周围或者在嘴部周围还有粉红色小包，则尿布疹可能已经发展成为酵母尿布疹，需要用局部杀菌药物进行治疗。屁股上的不舒服会使得孩子爱哭闹，表现不安、烦躁、睡不踏实，让妈妈担心不已。

那么，尿布疹是怎么产生的呢？主要是因为孩子臀部的皮肤非常薄，皮脂腺、汗腺等各项功能尚不成熟，容易受到伤害。而且孩子的新陈代谢快，每日排便排尿的次数多，当孩子穿纸尿裤时，粪便尿液中的氨水等刺激性物质经常刺激皮肤，就容易导致屁股、生殖器、大腿部等处的皮肤受到损伤，从而引发尿布疹。如果护理不当，很容易继发真菌感染——在腹股沟以及生殖器等部位出现水疱，甚至溃破，要是合并细菌感染，还可能流黄色脓水。

此外，如果孩子对纸尿裤本身的材料过敏，也会引发尿布疹，这种尿布疹只需更换无过敏物质的纸尿裤就能改善。

那么，孩子患有了尿布疹，妈妈最需要做的护理工作就是给孩子勤换尿布，只要孩子尿了、拉了就要及时换掉尿布，并用流动的温水冲洗孩子的屁股，然后用柔软的棉布或者纱布拍干孩子的屁股，或用吹风机的低温挡吹干孩子的屁股，阳光好时可让孩子在阳光下晒一晒屁股。

为了让孩子的尿布疹尽早消失，妈妈应给孩子的尿布疹部位轻轻涂上一层皮肤保护剂，形成皮肤的一道屏障，缓解皮肤的过分潮湿。皮肤保护剂可以是含氧化锌、凡士林等有效成分的护臀霜，利用的是隔离的原理；也可以是油脂类物质，比如橄榄油、茶油、麻油、鱼肝油等，利用的是油水分离的原理。

我推荐给孩子抹点紫草油，效果不错。紫草油是由紫草和香油制成。紫草是一种中药，具有凉血活血、消炎止痛、解毒透疹的功效，更重要的是：紫草性味温和，不刺激皮肤，特别适合皮肤娇嫩的婴幼儿使用；香油则有防腐生肌、保护创面的功效，还具有预防感染、促进药物充分吸收的作用。

而且，有医学研究证实，紫草油治疗尿布疹的效果要好过护臀霜。有研究人员曾随机选取了 112 个尿布疹患儿，分为观察组和对照组，每组各56 个患儿，观察组的患儿用自制紫草油外涂臀部，对照组的患儿用某品种护臀霜外涂臀部，每日均为 5~6 次，连用 5 天为 1 疗程。结果显示：使用紫草油的观察组完全治愈 42 例，显效 7 例，有效 6 例，无效 1 例，总有效率为 98.21%；使用护臀霜的对照组完全治愈 26 例，显效 9 例，有效 8 例，无效 9 例，总有效率为 82.69%。

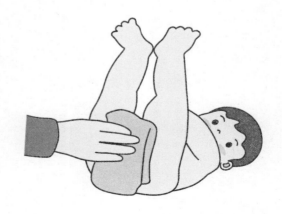

紫草油可以在药店买到

成品，也可以自制。自制紫草油的具体方法是：准备紫草根 10g、生香油
100g。先把紫草根用自来水去除浮尘，放到一个干净的碗里，然后放油入锅，
把油烧热后倒入碗里，等到油变成紫红色，就把油装到一个干净的小玻璃
瓶里。使用时，先将孩子臀部清洗干净并用纱布拍干，然后用消毒棉签蘸取
紫草油，均匀涂抹患处，每天涂抹 3~4 次。如果皮疹出现破溃，最好在涂
药前用红外线照射灯照射患处 10~15 分钟，以便药物能够与创面接触良好，
充分吸收。一般局部涂抹紫草油后 2 天，患处皮肤红肿、热痛的症状就会消失，
涂抹紫草油 3~4 天后，有破溃的创面就会愈合。

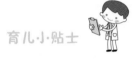

育儿小·贴士

注意，不要用卫生湿巾擦拭孩子的屁股，因为湿巾里的消毒剂会对皮
肤产生新的刺激，同时湿巾擦拭也会在皮肤上残留水分，而患有尿布疹的
皮肤需要保持干爽才能尽早康复。

孩子有了荨麻疹，妈妈要这么护理

患儿丁丁一岁一个月，两星期前手臂上突然出来一些小红包，家里人以为是被蚊虫叮咬引起的包，就没太在意，谁知红包很快发展成了一大片，连脸上也开始出现了一些红包。而且，这些红包特别痒，因为丁丁老是要用手去抓有红包的地方。

丁丁奶奶带着孩子去社区医院就诊，医生诊断是荨麻疹，给孩子打了针，开了两天药，服药期间症状有所好转，但仍然一直有零零星星地发作，药用完后第二天又开始反弹增多。丁丁妈妈就带着孩子去了一家大医院，要求做过敏源测试，但医生说不用，让孩子先做抗过敏治疗，又打了针，开了一星期的药，让每晚睡前吃一次，吃药后第二天红包就完全消了。丁丁吃了5天这种药，吃药期间荨麻疹一点也没发作，于是家里人以为丁丁好了，就在第6天停了药，谁知停药后不到48小时，荨麻疹又开始零零星星地冒出，很快就蔓延成了一大片。

于是，丁丁妈妈再次带着孩子去了医院，这次她来的是我们医院的儿科，想要弄清楚为什么丁丁的荨麻疹反反复复，一直不见好。我仔细看了看丁丁以前的检查单子和用药，觉得没什么问题，就问起家里人对丁丁是如何进行护理的。一问才知道，因为家在一楼，蚊虫特别多，每天早晚家里都要喷一次杀虫剂。我判断这可能是丁丁荨麻疹反复的根源，事实也确实如此，丁丁妈妈回去后就不在家里喷杀虫剂了，丁丁的荨麻疹在这次用药康复后就没再复发。

荨麻疹俗称"风疹块"，是儿童的一种常见病，是一种由于皮肤黏膜小血管扩张及渗透性增加而出现的局限性水肿反应。荨麻疹的临床表现是皮肤上面出现粉红色或者红色突起的大疙瘩，出现后一般会在几分钟或几个小时后消失，严重时可伴有嘴唇或口腔内部的肿胀，甚至导致呼吸困难。

荨麻疹患儿的护理工作

1	观察引起患儿荨麻疹的过敏源，如发现某种食品或药物过敏时，应立刻停用，对可疑致敏原应尽量避免接触。
2	保持孩子皮肤的清洁、干燥，预防继发感染。
3	剪短孩子的指甲，不要让孩子用手去抓痒患处，因为当对局部抓痒时，反而让局部的温度升高，使血液释出更多的组织胺（过敏源），病情反而会更加恶化。
4	房间内要保持通风、整洁、干燥，不要放置可能引起过敏的花卉，也不要喷洒杀虫剂、清香剂等化学药物，以免致敏。
5	不要给孩子热敷，虽然热可以使局部的痒觉暂时不那么敏感，但热会使血管扩张，释出更多的过敏源，导致病情恶化。
6	不要给孩子吃零食，因为零食中的食品添加剂、防腐剂正是引起荨麻疹的罪魁祸首，发酵粉、柠檬酸、鸡蛋和合成的食用色素是常用的食物添加剂，发酵的食物、酒类、糖果、软饮料、熏制的腊肠等制作过程中常用各种食物添加剂。

引发荨麻疹的原因多种多样，最常见的是由特异性过敏性体质和食物过敏引起。

特异性过敏性体质多与遗传有关，是指孩子的血清里有一种高含量的特殊蛋白质——IgE免疫球蛋白，其含量高出了正常人几倍到几十倍，就容易导致孩子发生急性荨麻疹。

孩子对某些食物过敏也容易引起荨麻疹。正常情况下，食物蛋白质进入胃肠道后，在胃蛋白酶、胰蛋白酶等各种消化酶的作用下，经过一连串的水解反应，将大而复杂的食物蛋白质分子水解成小而简单的氨基酸和小分子肽，才能被机体吸收。只要食物蛋白质被水解成氨基酸和小分子肽，失去了抗原性，也就是失去了发生过敏反应的可能性。如果食物蛋白质不能被水解成氨基酸和小分子肽，食物的抗原性就会起作用，导致发生过敏反应，外在表现就可能是荨麻疹。鸡蛋、果汁、蔬菜、水果、海鲜、零食都可成为过敏的原因。

起脓包不一定是水痘，有可能是脓疱病

　　童童生下来的时候就比较胖，有 4kg 以上多，因为童童妈妈的奶水好，童童又是个能吃能睡的娃，到满月的时候，童童已经是个 5.5kg 重的胖娃娃了，给童童洗澡也就变成了一件很费力的事情。而且童童一点儿也不喜欢洗澡，身体一碰到水就开始哇哇大哭，拼命挣扎，因此家里人只能简单给童童身上冲一冲温水，然后就急急忙忙地给他擦一擦身体，穿上衣服，生怕把童童冻感冒了。可能是因为每次洗澡后都没有仔细擦干童童脖子、腋下还有大腿的褶皱处，在童童一个多月的时候，童童妈妈在给孩子擦脖子的时候，发现脖子褶皱的地方出现了一个很小的水疱，大概有米粒那么大，再检查腋下和大腿褶皱的地方，发现那两处也长有同样的水疱。童童妈妈被这些小水疱吓坏了，以为孩子是发水痘了，急忙抱着孩子来了我们医院，挂了儿科的号就诊。

　　我仔细检查了童童脖子、腋下和大腿褶皱处的那些水疱，判定童童不是发水痘，而是得了脓疱病。

　　确实，水痘和脓疱病的初始症状比较相似——最初都是皮肤出现红色丘疹，很快变成水疱，再很快变成脓疱。但只要细心观察，水痘和脓疱病还是很好区分的。

　　水痘是一种由水痘带状疱疹病毒初次感染引起的急性传染病，冬春两季多发，传染性极强，接触或飞沫均可传染。水痘主要发生在婴幼儿群体，易感儿发病率可达95%以上，学龄前儿童多见，典型特征是发热、头痛、食欲下降，躯干、头、腰及头皮处出现丘疹或红色小丘疹，数小时或1天转为椭圆形、表浅的、有薄膜包围的"露珠"状疱疹，周围有红晕，大小不等，疱疹处剧烈瘙痒，抓破会引起合并感染。但几天后疱疹会逐渐变干，中间凹陷，最后结痂脱落，一般不留痕迹。斑疹、丘疹、疱疹、结痂等不同形态皮疹同时存在，是最典型的水痘疹。水痘患儿一般需要进行7天的隔离治疗，或无新皮疹出现达48小时止。皮疹完全结痂变干后才能解除隔离。但如果孩子接种了水痘疫苗，发水痘的概率就会大大降低。

脓疱病俗称"黄水疮"，是一种由葡萄球菌或链球菌或者两种细菌混合感染引起的脓皮病，传染性很强，可由接触传染而蔓延至全身。小儿之所以多发脓疱病，是因为小儿的皮肤防御功能不健全和对细菌特别敏感。脓疱病的典型症状是皮肤（多在鼻孔、口周、双手、颈部、腋下及大腿根部）出现红色斑点，或黄豆大小丘疹，水疱很快变成脓疱，易破溃，脓疱破溃后液体流出，留下像灼伤一样的痕迹，干燥后结成脓痂。

脓疱病患儿的护理工作

1	首先要隔离孩子，不要带孩子去幼儿园、学校或其他人群密集的场所，以免传染给别人。孩子的玩具、用具、衣物均应消毒、隔离，防止交叉感染。
2	注意修剪孩子指甲或戴防护手套，以免抓破皮肤，引起其他感染。
3	不要用水清洗脓疱处，以免感染扩散，可用75%酒精液消毒局部，再以消毒棉签擦去脓汁，不久就会干燥自愈。也可在医生的指导下选用0.1%依沙吖啶溶液（雷夫奴尔、依沙丫啶）或1：8 000高锰酸钾溶液（PP液）湿敷，再外用红霉素、新霉素、金霉素或莫匹罗星软膏。
4	如果症状比较严重，比如孩子有发热、精神欠佳等症状时，应在医生指导下口服抗生素，最好能够取分泌物进行细菌培养并做药敏试验，按药敏结果选用有效抗生素治疗。
5	平时要注意孩子皮肤的护理，勤给孩子洗澡、换衣，给孩子穿柔软、透气性良好的棉质衣服，发现孩子患有瘙痒性皮肤病时要及时治疗。

孩子被蚊子叮咬了怎么办

一次，康康妈妈给孩子洗澡时，发现康康的胳膊好像被蚊子叮咬过，因为康康胳膊上有几个又红又硬的的小包，但康康妈妈没有在意，认为过几天自然会好。第二天中午特别热，康康妈妈就开了空调，陪着康康一起躺在凉席上午睡，结果下午康康就发烧了，胳膊上那几个又红又硬的小包顶端出现了白色的脓点，童童妈妈自责不该让孩子吹着空调睡觉。

自责归自责，康康妈妈火速带着孩子到我们医院儿科就诊，经过我的初步检查，发现康康除了发热外，并没有流鼻涕、咳嗽等其他症状，再检查，就发现了康康胳膊上的脓点，找到了康康发热的根源——胳膊上的皮肤破损化脓感染引起的。

之所以会出现这样的情况，是因为婴幼儿皮肤比较柔嫩，婴幼儿在被蚊叮咬后，会由于瘙痒难受而用手去抓挠，皮肤很容易被抓破而引起感染，有些患儿抵抗力弱，就可能出现发热等全身反应。有些婴幼儿甚至会因为抓破蚊虫叮咬的小包而引起发烧甚至导致急性肾炎和脓毒症等。

每年夏季，我们医院的儿科都会迎来因为被蚊虫叮咬后抓破而引起局部化脓感染的患儿，这些患儿大多都是因为皮肤破溃后感染了表皮葡萄球菌等细菌。蚊虫之所以偏爱叮咬小孩子，是因为小孩子好动，代谢旺盛，产生的乳酸等代谢物相对也较多，对蚊子有一定的吸引力和诱惑力。而且，小孩子的皮肤柔嫩，对温度更敏感，也很容易吸引蚊子叮咬。

孩子被蚊虫叮咬后，被叮咬处的皮肤会出现小红丘疹、局部瘙痒，有些孩子还会出现叮痕（即平滑、突起、发红的皮肤）或硬肿。这是因为蚊子的唾液中有一种具有舒张血管和抗凝血作用的物质，它使血液更容易汇流到被叮咬处，就使得被叮咬处形成了丘疹或小包。而孩子之所以会感觉瘙痒，并不是由蚊子唾液里的化学物质引起的，而是因为人体内的免疫系统会释放出一种被称为组织胺的蛋白质，用以对抗外来物质，而这个免疫反应引发了叮咬部位的过敏反应，这种过敏反应一般表现为瘙痒。

孩子被蚊虫叮咬后，父母要做的事主要有三件。

第一件事是止痒：对于症状不严重的蚊虫叮咬伤，重在止痒，可在孩子被蚊虫叮咬处涂抹复方炉甘石洗剂、止痒清凉油，也可用苏打水清洗，或可涂抹牙膏、仙人掌汁、芦荟汁，都能起到消炎、消肿、止痒的作用。

如果孩子被蚊虫叮咬的地方出现一个小包，要往包上反复涂抹止痒消炎的药物，直到把包控制住。如果孩子被蚊虫叮咬的地方肿起很大的一个包，就要对叮咬处进行冷敷——将毛巾用凉水浸湿，或用毛巾包上冰块，敷在被咬处，有很好的消肿、止痒作用。

第二件事是防抓挠：父母要剪短孩子的指甲，这样能有效防止小儿抓伤蚊虫叮咬处，避免叮咬处继发感染。

第三件事是消炎：如果孩子被蚊虫叮咬处的症状较重或有继发感染，可在医生的指导下内服抗生素消炎，并及时清洗并消毒被叮咬的局部，适量涂抹红霉素软膏等药膏。

需要注意的是，如果男孩子的

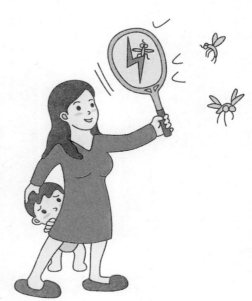

"小鸡鸡"被叮咬后出现水肿现象，千万不能随便用药，只能在水肿刚出现时，用毛巾冷敷一下，再涂抹一点花露水。如果水肿仍没好转，应立即去看医生，因为如果任由水肿发展下去，孩子的小鸡鸡可能会因水肿加重，导致排尿困难。

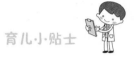
育儿·小·贴士

　　预防孩子被蚊虫叮咬，父母最应该注意家中清洁卫生，不要有积水，减少蚊虫；注意检查窗纱、门帘，进门之前先驱蚊，不给蚊子可乘之机；少带孩子去野外等蚊虫较多的地方，天黑之后尽量不要出门，防止蚊虫叮咬。

第八章

孩子有了口腔溃疡、鼻炎怎么办——
小儿常见五官疾病防治

新生宝宝眼屎多，可能是结膜炎

在我的诊室里，一位年轻的妈妈坐在就诊桌的对面，她的旁边站着她的丈夫，怀里抱着他们的宝宝。年轻的妈妈神色焦急地说道："医生，我的孩子出生后10天不到，眼睛就开始出现黄白色的分泌物，而且越来越多，我以为是孩子上火了，于是降低室内温度、给孩子减少衣物，甚至连奶都不敢多喂了，但孩子的情况依然不见好转，眼屎多得连睫毛都粘满了，导致孩子眼睛很难睁开，这是怎么回事呢？"年轻的妈妈还在坐月子，身体还没有完全恢复，说话说得急了就有些喘。她的丈夫赶忙扶住她，让她慢慢说，别着急。

我也劝她说慢些，可她一喘过气来，就又接着飞快地说道："我平时几乎和孩子寸步不离，我婆婆也对孩子百般呵护，时不时就会去看看她，摸摸她。我真不知道到底是哪里出了问题，怎么孩子的眼睛会有那么多'眼屎'，糊得孩子连眼都睁不开了呢？医生，孩子不会是有什么大毛病了吧？眼睛会不会出现什么问题啊？"

我安慰她："快别自己吓自己了。"说完，我仔细检查了一下孩子的眼睛，发现孩子的眼睛结膜充血、透明度降低、结构模糊、结膜囊内分泌物较多，再根据她所提供的孩子日常生活情况，诊断孩子是患了新生儿结膜炎。

在我们儿科，经常会接诊患有结膜炎的新生儿，其中绝大多数是因—

般细菌感染造成的。有医学研究报告显示，新生儿急性细菌性结膜炎的细菌平均检出率为 78.4%，可见该病已经成为危害孩子健康的常见眼病。

为什么新生儿容易患结膜炎呢？原因主要有 3 个。

第一个原因是：新生儿免疫力低下，对细菌的抵抗力也较弱，因此一些对成人和稍大的儿童不会致病的细菌，也可能使新生儿感染。

第二个原因是：新生儿泪腺尚未发育完善，眼泪较少，不易将侵入的细菌冲洗掉，细菌在眼部大量繁殖，就会导致结膜炎。

第三个原因是：顺产的新生儿在出生时，头部会经过妈妈的子宫颈和阴道，眼部很容易因这些部位带有细菌而被感染。如果孕妇感染淋病、非淋菌性尿道炎、阴道炎或发现白带增多并呈脓性时，未能得到及时治疗，就容易导致孩子在分娩时因为眼结膜直接接触被淋球菌感染的子宫颈部及其分泌物，往往在出生后 2~5 天发生"新生儿淋菌性结膜炎"。该病感染严重时可迅速侵犯角膜，而此时治疗若未跟进，可导致角膜发生穿孔，最终使新生的孩子失明。

不过，新生儿出生后，产科都会有专业的医生或护士给新生儿使用一些预防性的眼药水，如 0.5% 的红霉素、1% 四环素眼膏，这样可以在一定程度上预防新生儿结膜炎的发生。

找准症结后，我给孩子开了一瓶妥布霉素滴眼液，这种滴眼液副作用较小，婴儿也可以使用，并叮嘱孩子父母按说明书给孩子滴用：每次滴 1~2 滴，隔 4 小时滴 1 次。要为出生才 10 多天的婴儿滴眼药水，最好在孩子睡眠的状态时，用棉棒轻压下眼睑滴眼液即可，因为在清醒状态下孩子很难配合。

结膜炎患儿的护理

1	每次看见孩子眼睛有分泌物时，要先用流动的清水将手洗干净，然后再去清除孩子眼部的分泌物。
2	清理孩子眼部分泌物的方法是：用消毒纱布或棉签蘸上晾温的开水或无菌生理盐水（以不往下滴水为宜），轻轻清洗眼周。
3	如果孩子的睫毛上粘着较多分泌物时，可用消毒棉球浸上温开水湿敷一会儿，再换湿棉球从眼内侧向眼外侧轻轻擦拭，一次用一个棉球，不能重复使用，直到擦干净为止。
4	用在凉水中浸湿后拧干的湿毛巾或冷水袋冷敷孩子的眼睛，可有效减轻眼睛充血、烧灼等不适感，千万不要热敷。
5	做好消毒隔离，孩子用过的毛巾、手帕和脸盆都要消毒，晒干后再用。
6	多让孩子喝水，可喝点蔬菜汁和新鲜水果榨的汁（大一点的孩子可以直接吃新鲜蔬菜和水果），保持孩子大便通畅，有利于清热解毒。

育儿·小·贴士

为了预防结膜炎，父母一定要注意孩子的用眼卫生，让孩子常洗手，尤其是当孩子从学校、幼儿园等公共场所回家后，一定要先用流动的水洗手，少揉眼睛，勤剪指甲。家里孩子的毛巾、手帕、脸盆也要单独使用，避免交叉感染。此外，父母尽量不要带孩子到人多的公共场所，比如游泳池、浴室、理发店、餐馆等公共场所。

孩子得了睑腺炎，用酒精棉球擦眼效果好

一个朋友打电话给我，说他老家一个亲戚为女儿频繁长睑腺炎的事弄得愁眉不展，他想到我是医生，没准有办法能帮帮他那个亲戚。

原来，朋友亲戚的女儿在 1 岁半的时候，因为左眼疼痛去医院检查，眼科医生诊断是左眼长了睑腺炎，然后给开了一瓶妥布霉素滴眼液和一支金霉素眼膏。但使用这些药一周后，眼睛仍不见好转，于是再次到医院检查，这次医生建议做手术，把脓挤出，朋友亲戚听从了医生的建议。

可是，手术后刚过了一周，朋友亲戚女儿右眼上又长了睑腺炎，于是和左眼一样，右眼也做了手术把脓挤出来。然而没过几个月，孩子的左眼又长了睑腺炎，考虑到距离上次做睑腺炎手术还没几个月，他们不敢贸然让女儿再次做手术，就想先找找有没有不做手术就能解决的办法，最好是能根治这个问题的办法。

睑腺炎俗名"针眼"，是睑板腺或睫毛毛囊周围的皮脂腺受葡萄球菌感染所引起的急性化脓性炎症，主要临床表现是眼睛局部红肿、疼痛，出现硬结及黄色脓点。针眼是中医上的叫法，又名土疳、土疡，是指胞睑近睑弦部生小疖肿、形似麦粒、易于溃脓的眼病。

睑腺炎是儿童常见的一种眼病，发病的原因都是因为孩子免疫机能差，对感染的抵抗力不强，加上本性好动，若同时伴有卫生习惯不良，喜欢用

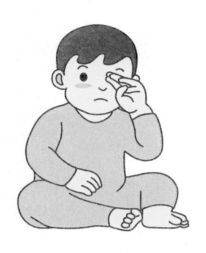

脏手揉眼，就容易导致细菌侵入腺体而发病。可见，让孩子养成良好的卫生习惯是非常必要的。

引起睑腺炎的细菌多为金黄色葡萄球菌，所以睑腺炎多为化脓性炎症。睑腺炎分为内睑腺炎和外睑腺炎两种类型。

1. 内睑腺炎

内睑腺炎是睑板腺的急性化脓性炎症，在临床表现上与睑板腺囊肿有些相似，但疼痛感比较剧烈，因为处于发炎状态的睑板腺被牢固的睑板组织所包围，在充血的睑结膜表面常隐约露出黄色脓块，可能自行穿破排脓于结膜囊内，睑板腺开口处可有轻度隆起、充血，亦可沿睑腺管通排出脓液，少数亦有从皮肤而穿破排脓。如果睑板未能穿破，同时致病的毒性又强烈，则炎症扩大，侵犯整个睑板组织，形成眼睑脓肿。

2. 外睑腺炎

外睑腺炎是 Zeis 腺（蔡氏腺）的急性化脓性炎症，临床表现主要为：初起睑缘部呈局限性充血肿胀，2~3 日后形成硬结，胀疼和压痛明显，以后硬结逐渐软化，在睫毛根部形成黄色脓疱，穿破排脓迅速。严重时还会伴有畏寒、发烧等全身症状。

可见，内睑腺炎的症状要比外睑腺炎的症状严重，治疗的难度也要大一些。

但无论是内睑腺炎还是外睑腺炎，只要父母发现孩子出现眼睑皮肤局限性红肿、灼热疼痛、邻近球结膜水肿等疑似睑腺炎的症状，就要立即带孩子去医院检查，确诊后根据医生的指导对孩子进行治疗和护理。

在睑腺炎初期，也就是眼睑发痒、出现红肿或疼痛时，可以对孩子的患眼进行局部热敷，每天 3 次，每次 20 分钟，能有效加快眼部的血液循环，起到消肿止痛、促进化脓的作用。父母还可以趁孩子睡着时，用酒精棉球擦拭孩子眼睫毛根部，这对治疗睑腺炎初期也非常有效，当天擦拭 2~3 次就可消肿。

当睑腺炎的症状严重一些时，应在医生的指导下对孩子进行全身及局部抗生素治疗，可促进炎症的消失。比如，口服或是肌注或静脉注射青霉素族的抗生素，都能起到很好的抗菌的作用。局部可点眼药，一般使用 0.25% 氯霉素眼药水即可，如分泌物多可用利福平眼药水效果好。父母还可在孩子入睡后在孩子患眼上涂抹金霉素眼膏。

此外，孩子的饮食要尽量清淡、易消化，多给孩子吃新鲜蔬菜和水果，少吃糖，少吃油腻、辛辣刺激的食物。

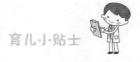

育儿·小·贴士

当孩子患眼出现脓肿时，千万不要用手去挤压脓肿，因为眼睑血管丰富，眼的静脉与眼眶内静脉相通，又与颅内的海绵窦相通，而眼静脉没有静脉瓣，血液可向各方向回流，挤压会使炎症扩散，引起严重并发症，如眼眶蜂窝织炎、海绵窦栓塞甚至败血症，从而危及生命。

生理盐水滴鼻子，让孩子远离过敏性鼻炎

在门诊，每当我在对一些因为长期咳嗽前来就诊的孩子做了详细检查，诊断孩子是患了过敏性鼻炎时，孩子妈妈都不太相信："过敏性鼻炎？怎么可能呢？我家孩子只是咳嗽，没有鼻塞、流鼻涕之类的症状啊！"

2岁的糖糖在9月初时发生过一次腹泻伴呕吐，因为糖糖原来也有过腹泻的毛病，只要在饮食上清淡、软烂一些，情况很快就会好转，于是糖糖妈妈就没有带糖糖去医院，糖糖确实也在一个星期后恢复了健康。但不知道是不是因为那次腹泻使得糖糖的免疫力下降了，没过几天，糖糖就感冒了，糖糖妈妈给糖糖吃了点小儿感冒冲剂，每天注意让她多喝水，调养了半个多月，糖糖的感冒才算是好了。

国庆期间，父母带着糖糖回了趟乡下老家，不知是因为什么原因，糖糖开始咳嗽了，每天早、晚咳，但没有痰，也不流鼻涕。糖糖妈妈以为是糖糖原来的感冒还没好彻底，就给糖糖每天熬煮冰糖雪梨给她喝，想着喝上几天就能止住咳嗽。谁想到了十月中旬，糖糖的咳嗽还没好，而且嘴唇出现干裂带血，夜间还有鼻塞的症状，但没有鼻涕，这时糖糖妈妈才有点急了。

糖糖妈妈带着糖糖去了家附近的医院，因为当时糖糖呼吸清晰，肺部无感染、咳嗽也不多，只是早晚几声，医生诊断说是支气管炎，要求打针，糖糖妈妈拒绝了，因为她觉得打针副作用太大。后来，她在朋友那儿打听

到我，就挂了我的号来给孩子看看。

我看了看孩子原来的检查单子，注意到孩子确实是呼吸清晰，肺部无感染、咳嗽也不多，但我注意到孩子打了几个喷嚏，于是就问糖糖妈妈："孩子常打喷嚏吗？"

糖糖妈妈回答说："偶尔会吧，特别是空气不好的地方。"

我就对她说："你家孩子可能是过敏性鼻炎，我建议你去耳鼻喉科看看。"

糖糖妈妈带着孩子到耳鼻喉科检查鼻子，做了鼻腔镜，果然发现糖糖的鼻腔内肿起老高，差不多堵住了整个鼻腔。耳鼻喉科的医生的结论是：过敏性鼻炎。

在许多妈妈的眼里，鼻炎的孩子应该有鼻痒、鼻塞、流鼻涕、打喷嚏这样的症状才对。确实如此，但这些典型症状仅仅出现在学龄期和青春期患者，学龄前的小孩子的症状往往就很不典型，而且年龄越小，症状就越不典型。

孩子患了过敏性鼻炎的症状，除了会有鼻痒、鼻塞、流鼻涕、打喷嚏这些症状外，还有常用手挖鼻孔、揉鼻子、揉眼睛、黑眼圈、睡眠不安、打呼噜、感冒后长期咳嗽不见好等症状。这是由于患过敏性鼻炎常伴有邻近器官眼、耳、咽、鼻旁窦及下气道等的损害。只要对孩子进行鼻腔检查，就会发现孩子的鼻黏膜出现肿胀、充血或苍白。

孩子患了过敏性鼻炎若没有及时治疗，其炎症会向其周边器官侵犯，引发鼻窦炎、支气管炎、咽炎、中耳炎、眼结膜炎、顽固性头痛、扁桃体肥大、腺样体肥大、呼吸睡眠综合征、支气管哮喘等。长期慢性鼻炎还容易引起全身症状，如乏力、食欲不佳、体重不增，生长发育迟缓和器官功能障碍，严重时还会导致记忆力减退，引起智力发育障碍。因此一旦发现孩子存在上述症状，最好去医院耳鼻喉科检查，看看孩子是否是儿童过敏性鼻炎，以免延误治疗时机。

如果孩子的病情较轻，可在医生的指导下使用抗过敏鼻喷剂，如酮体芬、爱赛平鼻喷剂，这类药物对儿童来说比较安全。但这些药物不能长时间使用，否则可能导致药物性鼻炎。

不过，我建议对于刚开始出现过敏性鼻炎症状的孩子，采用生理盐水滴鼻子的方法更安全。鼻黏膜上的纤毛在生理盐水中的活动性最好，有利于鼻子分泌物的排出，可以缓解鼻塞。如果家中没有生理盐水，可自制生理盐水——在水中放入少量食盐，味道稍咸即可，倒入空的滴鼻液瓶中，给孩子滴鼻。和喷鼻相比，滴鼻更温和，孩子更易接受，也没有进入咽鼓管中从而发生中耳炎的危险。

如果孩子的病情较为严重，就应在医生的指导下选用新一代的类固醇药，如丙酸氟替卡松（辅舒良）或糠酸莫米松（内舒拿）等喷鼻。这些药物副作用也比较小，对儿童发育影响不大。对于顽固的过敏性鼻炎，尤其是伴有哮喘的孩子，必须要找到过敏源并避免接触过敏源，同时配合进行脱敏治疗。

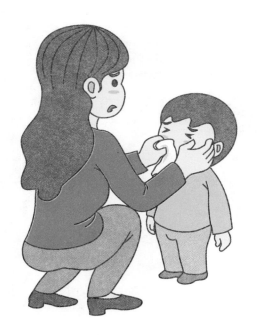

鼻炎拖太久会影响孩子的智力和面貌

朋友的儿子今年8岁，原本是个眉清目秀、聪明伶俐的小朋友，特别招人喜欢，可最近他发现孩子开始变丑了：孩子的脸越来越长，嘴唇越来越厚，上牙齿向外凸出，鼻子也有点向右歪斜。更让朋友担心的是，孩子渐渐没有了原来那股聪明伶俐的劲儿，变得蔫头耷脑，反应迟钝；一家人看电视的时候，孩子老是嚷着听不清，要把音量调得比原来高很多；夜里睡觉的时候，孩子喜欢张着嘴呼吸，还经常打呼噜。更要命的是，学校老师也给他打来电话，说孩子最近上课不专心听讲，还动不动就因为借橡皮之类的小事跟同学吵架。

孩子的突然改变，让朋友伤透了脑筋。他以为是孩子心理上出了什么问题，想和孩子好好聊聊，但聊起来却总是感觉牛头不对马嘴，两人说不到一块儿去。几天后，孩子因为感冒发烧，被送到医院检查，孩子的这些突然改变才真相大白——原来是孩子患了慢性鼻炎。因为鼻炎没有得到及时治疗，使得孩子的腺样体肥大，导致孩子睡觉时张嘴呼吸，在气流的吹动作用下，使得牙向外长，牙硬腭发育得又窄又高。

得知这个结果，朋友后悔极了。原来，朋友的儿子是个早产儿，从小免疫力就比较差，隔三岔五就要得一次感冒。感冒的次数多了，朋友也就不以为意了，反正感冒过几天就会好，没想到感冒被拖成了鼻炎。

这样的例子，其实在我们医院每年都会遇上几个。患病的大多是 14 岁以下的孩子，因为这个阶段的孩子正处在快速成长发育期，如果患有慢性鼻炎又长期得不到治疗，就会因为鼻腔不畅通而影响呼吸，使夜间睡眠不好并张口呼吸，白天也会因鼻塞而情绪不佳，遇到点小事就大发脾气。小一点的孩子在患了慢性鼻炎后，往往因不会擤鼻涕而淤积鼻道导致中耳腔发炎；大量的鼻涕如果向后抽吸而咽入腹腔，又会刺激胃黏膜引起食欲减退，引发多种疾病。此外，鼻腔不畅通会使机体长期处于慢性缺氧状态，进而使全身各系统发育受到不同程度的影响，尤其严重影响大脑的发育——引起智力下降、记忆力下降、思维不集中、反应迟钝等症状，就是人们常说的孩子"变傻"的现象。

总之，孩子患上鼻炎如果得不到及时的治疗，就会影响孩子的智力和面貌。

许多父母可能会说：我们不是医生，没有专业的医学知识，所以不能准确判断孩子得的是鼻炎还是感冒。其实，这主要是因为许多父母对鼻炎没有足够的重视。孩子感冒后，大多数妈妈都会首选儿科，而不会到耳鼻喉科去检查，这样就容易忽视对鼻部疾病的检查。

如果父母对鼻炎有所了解，明确地知道各种鼻炎发病的症状。父母就能根据当时的发病症状进行初步的判断，及时带孩子到耳鼻喉科做进一步诊断和治疗，自然不会延误孩子治疗鼻炎的时机。

鼻炎的症状

1	急性鼻炎：鼻塞、多涕、打喷嚏，常伴发热头痛、四肢疼痛、食欲缺乏等。
2	慢性鼻炎：鼻塞、流黏涕或多痰，可伴有头疼、嗅觉下降。
3	过敏性鼻炎：连续打喷嚏、鼻痒、鼻塞、流水样涕、记忆力下降，可伴有眼痒、上颚痒、流眼泪等症状。

当然，更重要的是，父母要注意为孩子预防鼻炎，预防鼻炎首先要做的就是教孩子学会擤鼻涕的正确方法：分别堵住一侧鼻孔，一个一个地把鼻涕擤干净。许多父母习惯用手绢或纸巾捏着孩子的双鼻孔擤鼻涕，这样很容易造成鼻涕倒流进鼻窦，使细菌感染鼻窦，患上鼻窦炎。

其次，父母要让孩子多饮水，在秋冬季节空气干燥时还要注意增设空气加湿器，保持室内空气湿度，使孩子的鼻分泌物软化，避免呼吸道分泌物的堵塞。

再次，经常开窗通风，保持空气清新也是十分必要的。

最后，父母还要让孩子多去户外活动，加强体育锻炼，增强身体免疫力和耐寒能力。

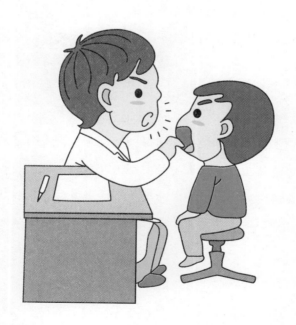

孩子流鼻血了，妈妈怎么办

有妈妈问我："我的儿子现在 18 个月了，不知为什么他最近每隔十天半个月的就要流一次鼻血，而且常常是半夜睡着睡着就流起鼻血，这种情况大概从孩子 15 个月开始的。我婆婆说孩子可能是上火，就给孩子每天都熬绿豆汤喝，可孩子还是流鼻血。今天早上，孩子追着电动小汽车玩时摔了一跤，摔的时候鼻子磕到了小汽车上，流了好多鼻血，可把我吓坏了。我赶紧把纸巾塞进他的鼻孔里，让他仰起头，我婆婆用冲过凉水的手拍打孩子的后脖子，折腾了好半天，总算把血止住了，然后我就马上带着孩子来医院了。医生，请问这是怎么回事？该怎么治疗呢？"

我仔细检查了孩子的鼻腔、鼻咽部，发现鼻腔内有明显的创伤，又得知孩子平时喜欢抠鼻孔，再加上当时刚刚进入秋季，天气比较干燥，所以判断孩子就是普通的鼻出血——因为天气干燥引发的鼻腔黏膜血管破裂引起的出血。孩子妈妈不太相信，于是在她的坚持下，孩子又做了进一步的鼻及鼻窦内窥镜检查、血常规检查，数据显示一切正常，妈妈才开始相信我的诊断。

流鼻血，医学用语是鼻出血，是指鼻腔黏膜血管破裂引起的出血，是一种儿童常见病，一年四季都可能发病，但在天气炎热或室内空气干燥时高发。

孩子之所以容易鼻出血，主要和鼻子本身的解剖结构有关，鼻中隔两侧的黏膜上有很多血管，特别是前下方有四条大血管的分支均在此交织成网，形成"易出血区"。而且孩子的鼻黏膜娇嫩，血管丰富且浅表，容易损伤导致出血，而许多孩子喜欢抠鼻孔，常常不小心抠破了娇嫩的鼻黏膜，引发出血。

一旦孩子出现流鼻血的现象，父母必须立刻为孩子止血，正确的止血方法如下。

1. 如果孩子只是鼻子少量滴血，妈妈可以用冰袋或湿毛巾冷敷孩子的前额及颈部，或是让孩子用冷水及冰水漱口，使血管收缩，减少出血。

2. 发现孩子流鼻血时，父母一定要赶紧使用压迫鼻翼法。

（1）用自己的拇指、食指紧捏孩子两侧鼻翼大概 10~15 分钟左右，如果是单侧鼻孔流血，也可以直接压迫出血的鼻孔。许多妈妈喜欢用纸巾堵塞孩子鼻孔来止血，其实这是不对的，因为纸巾压力通常不够，往往达不到止血的效果，而且纸巾未经消毒，很容易诱发鼻腔感染。

（2）在捏住孩子鼻翼的同时，让孩子坐下，将头稍向前下倾，以便把嘴里的血吐出来。千万不要让孩子抬起头，因为当孩子抬高头时，血液会被不由地咽下去，刺激胃肠引起恶心呕吐等，特别是出血量大时，还会发生误吸的可能。

3. 如果采取捏住孩子鼻翼仍旧不能止血，或者是孩子的出血量大，并伴有脸色苍白、出冷汗、心率加快等症状，一定要立即送孩子去医院，请医生检查出血情况和出血原因，以便给予及时的治疗。另外，如果孩子经常流鼻血，父母也要带孩子到医院去检查，看孩子是否存在有鼻炎、鼻腔异物、鼻腔鼻咽肿瘤或血液病等情况。

4. 如果是因鼻黏膜干燥破裂引起的出血，最好给孩子戴上口罩，以增加鼻腔的湿度和滋润，同时给孩子的饮食要清淡，多吃新鲜蔬菜和水果。

在我看来，预防孩子流鼻血才是最重要的，这要求父母做到：告诉孩子不要挖鼻孔，同时经常为孩子剪指甲，以防孩子挖鼻子时弄伤自己；在干燥的秋冬季节，为了保持孩子鼻腔黏膜的湿润，可以选择喷雾剂或凡士林油膏涂抹；如果室内空气干燥，最好在孩子的房间里放一个加湿器，为了避免热蒸汽烫伤孩子，最好选用凉爽模式，同时要经常清洁加湿器，以防产生真菌。

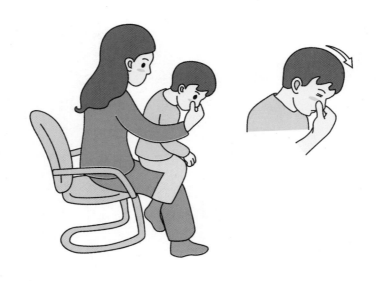

孩子的中耳炎常是感冒引起的

6 岁的男孩壮壮半个月前因为患重感冒来找我诊治过，谁知半个月后他妈妈找到我，说壮壮在吃了我开的感冒药后，开始变得有些迟钝、沉闷、安静，对大人的话也常常"充耳不闻"。

我心想：不可能啊，我没听说我开的哪种感冒冲剂会对脑神经有什么影响啊。我根据孩子妈妈说的情况，给孩子做了个仔细的检查，发现孩子确实对声音的反应比较迟钝，就想到这孩子不会是耳朵有什么问题吧。

我问孩子妈妈："感冒时孩子流鼻涕，你都怎么给他擤鼻涕的啊？"

孩子妈妈被我问得莫名其妙，火冒三丈："这关擤鼻涕什么事，你别想着逃避责任。"

我赶紧说："这位妈妈，请你冷静一点，我也想尽快找出孩子出现这些问题的原因，根据你说的孩子变得迟钝、沉闷、安静这些情况，我觉得孩子可能是患了中耳炎，如果擤鼻涕方法不对，孩子是很容易患上中耳炎的。我建议你带孩子去耳鼻喉科做个详细的检查。"

最终，在护士和其他看病家属的劝说下，孩子妈妈带着孩子离开去耳鼻喉科了。

等她离开，我呼了口气，坐回椅子上，继续为下面的患儿诊治。

后来，孩子妈妈带着孩子跑过来跟我道歉，原来孩子去耳鼻喉科一检查，还真是患上了分泌性中耳炎，而诱发中耳炎的"罪魁祸首"正是之前的感冒。

中耳炎是儿童比较常患的一种疾病，发病频率仅次于感冒。有统计数据称，四分之三的幼儿在3岁以前至少经历过一次耳内感染，其中近一半的孩子可能会感染3次以上，而且很多中耳炎都是由感冒引起的。这是为什么呢？

原来，儿童尤其是3岁以下的幼儿，因为耳部结构尚未发育完善，尤其是连接中耳和咽部的咽鼓管发育不完善——在形态上不像成人的咽鼓管长而成角，而是短、宽、平，且位置低。要知道咽鼓管不仅仅是一个连接的导管，还具有调节中耳腔的压力、引流中耳分泌物的功能，因此当孩子患呼吸道感染时，鼻内黏膜受到刺激后，导致连接中耳、咽喉和鼻腔的咽鼓管肿胀，从而使内部通路变窄、积液排流能力降低，致病菌就容易通过咽鼓管进入到中耳，从而引起中耳炎。可见，预防感冒是预防中耳炎的好方法。

因此，父母一旦发现孩子在感冒后出现不明原因的发烧不退；或有精神不振、食欲减退、恶心、呕吐、腹泻等表现；或孩子哭闹不安，牵拉耳郭、疼痛等，应及时到医院检查，看孩子是否患上了中耳炎。只要及时医治，中耳炎的危害并不严重。但若治疗不及时，孩子则有可能听力受损，并导致学习和说话能力发展的延缓。

预防中耳炎的建议

1	父母在给孩子洗澡、洗头时，一定要注意用手堵住孩子的外耳道口，以防污水流入。
2	父母不要给孩子用力挖耳朵，以防皮肤感染，而使细菌侵入引起感染。
3	对于还在吃奶期的婴儿，父母还要注意孩子吃奶的姿势——不要让婴儿仰卧位吃奶，这样奶汁容易经咽鼓管呛入中耳，引发中耳炎，最好是妈妈把孩子抱起呈斜位吸吮奶汁。
4	父母一定要根据疫苗接种时间表，为孩子按时接种肺炎球菌疫苗和每年的流感疫苗，这也能在一定程度上预防中耳炎。

擤鼻涕的方法不正确也容易引发中耳炎。许多父母为孩子擤鼻涕时都

是采取这样的方式——用两手指捏住孩子两侧鼻翼，让孩子用力将鼻涕擤出。其实这种擤鼻涕的方法是错误的，它不但不能帮孩子完全擤出鼻涕，而且可能引发中耳炎——如果捏住孩子的两侧鼻孔用力擤鼻涕，压力就会迫使鼻腔中的鼻涕向鼻后流出，到达咽鼓管后反流至中耳内，从而诱发中耳炎。

因此，父母一定要掌握正确的擤鼻方法：用手指按住一侧鼻孔，让孩子稍稍用力向外擤出对侧鼻孔的鼻涕，然后用同样的方法擤出另一侧的鼻涕。如果孩子因为感冒鼻塞，导致鼻涕不易擤出，可先用生理性盐水滴鼻或者生理性盐水鼻腔喷雾剂喷鼻，等鼻腔通气后再为孩子擤鼻涕。

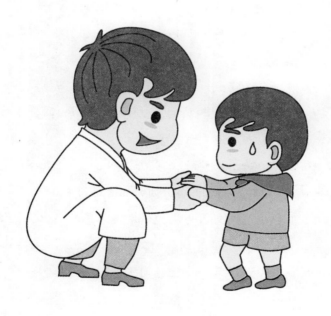

扁桃体总发炎，可以手术切掉吗

　　小云朗才过完 5 岁的生日，就嚷嚷着嗓子疼，妈妈给他测了测体温——38.9℃，是有些高，就赶紧带着他来到我们医院儿科就诊。

　　在医院，小云朗又测了一次体温——39℃，我询问后得知，小云朗除了咽痛、发热、浑身无力这些症状，并没有流鼻涕、咳嗽、打喷嚏这些明显的感冒症状，因此我怀疑小云朗并不是患了感冒，而像是扁桃体炎。于是，我让小云朗张开嘴，果然发现他的扁桃体及舌腭弓、咽腭弓充血、水肿，扁桃体不明显肿大，但表面没有明显渗出物，从而确定小云朗是患上了急性卡他性扁桃体炎。因为小云朗对青霉素过敏，我给他开了红霉素治疗，又开了退烧止痛药，用药两天后，小云朗的病情得到了好转。

　　结果没一个月，小云朗又因为扁桃体发炎来了我们医院，这次的情况还是和上次一样，所以我也是用了同样的药，小云朗也是很快就恢复了健康。

　　然而，小云朗就像是"喜欢"上我们医院似的，从那以后，差不多每个月都会因为扁桃体发炎来我们医院就诊，扁桃体肿大得也越来越厉害。到小云朗第 8 次因为扁桃体发炎来我们医院就诊时，我劝妈妈最好让小云朗做扁桃体切除手术，但他妈妈认为扁桃体也是人体器官，还是不轻易切除的好，所以拒绝了我的建议。

　　等到小云朗第 10 次因为扁桃体发炎住进我们医院时，他妈妈觉得孩子老这么折腾也不是个办法，最终决定让孩子做扁桃体切除手术了。小云朗的扁桃体切除手术很成功，两周后他就完全恢复了健康，饮食、生活都和以前完全一样了，他再也不会动不动就扁桃体发炎了。

在许多父母看来，扁桃体是人体的一个免疫器官，怎么能切掉呢？

要回答这个问题，我们首先要了解扁桃体的作用。人的咽部像个拱形门，而这个拱形门是由两个拱形组织组成的——舌腭弓和咽腭弓，它们分别跨在两侧形成两个窝。扁桃体正常时会分泌少量黏液，黏液里含有白细胞及吞噬细胞，一旦有细菌病毒从这里经过，就被吸附在上面，然后被吞噬消化掉。可见，扁桃体是呼吸道及消化道的"门户"，当细菌病毒来临时，扁桃体起着阻挡消灭它们的作用，然而一旦人的抵抗力下降，扁桃体的消灭细菌病毒作用就会下降，细菌病毒就会在此大量繁殖，扁桃体就会发炎——充血、肿胀、化脓。如果得不到及时治疗，就可能引起耳、鼻以及心、肾、关节等局部或全身的并发症。

一般来说，2 岁以下的孩子不会发生扁桃体炎，因为它们的扁桃体还没有完全发育成熟，对外界的病原微生物反应不强烈。而当孩子 2 岁以后，随着扁桃体这一免疫器官的发育成熟，扁桃体也就变得容易发炎了，到 4~6 岁就是扁桃体炎高峰期。因此父母要对孩子的扁桃体发炎重视起来，不要因为错过了治疗时机而转为慢性扁桃体炎，更有甚者发生肾炎。

如果孩子的扁桃体呈生理性肥大，而且没有伴随出现发热、充血、化脓、咽痛等症状出现，那么就属于正常现象，不必治疗。如果扁桃体肥大没有到影响呼吸和吞咽的地步，也没有产生较重的临床表现，就不应该做切除手术。因为扁桃体切除后，有可能影响局部的免疫反应，降低抗感染的能力。

但如果孩子的扁桃体生理性肥大影响到了孩子的呼吸、吞咽和发音，导致孩子睡觉时打呼噜，影响了孩子的生长发育，尤其是在过去 1 年里扁桃体发炎的次数等于或者大于 7 次，或在过去 2 年平均每年发生的扁桃体发炎等于或者大于 5 次，或在过去 3 年间平均每年发生的扁桃体发炎等于或大于 3 次；同时具有体温高于 38.3℃、颈部淋巴肿大、扁桃体有渗出物等临床特点，就需要进行手术切除扁桃体了。

不过，一般 4 岁以下的孩子不宜进行扁桃体切除术，4 岁以上的孩子必须要等扁桃体的炎症消退 2~3 周后再进行扁桃体切除。扁桃体切除后，虽然有可能影响到局部的免疫反应，但不会对孩子的身体健康造成太大的影响，因为扁桃体在孩子 10 岁以后会逐渐萎缩，到孩子 12 岁以后，扁桃体的免疫功能就基本消失了。

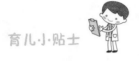
育儿小·贴士

家长在日常生活中，可以帮助孩子一起预防扁桃体炎。当天气变换时，注意给孩子增衣减衣；饮食上，要多喝水，多吃新鲜的蔬菜水果，少吃零食，少饮饮料；餐后记得漱口，保持口腔卫生；另外，儿童平时也要多锻炼身体，尤其是冬季，多参与户外活动能够增强身体对寒冷的适应能力，减少扁桃体发炎的机会；对于抵抗力低的孩子而言，可以适当吃点儿增强免疫力的药物或者保健品。

牙齿有小黑点，可能是龋齿

因为我工作特别忙，所以孩子大部分时间是我妈妈在照顾。都说隔代亲，确实如此，别看我妈对我挺严厉，但对我孩子，那真是百依百顺，要什么给什么。我跟我妈说过好几次，说她这样宠孩子会把孩子宠坏的，可她却板着脸把我训了一顿，说我光顾工作不顾孩子。我一想，我妈批评得没错，我确实应该多抽点时间陪陪孩子。

从那以后，我就慢慢减少了加班，每天早、晚都抽出时间来陪孩子玩一会儿，跟孩子一起吃饭。有一天早上，我挑了一块胡萝卜给孩子，孩子大张着嘴，等着我给他送到嘴里，我这时突然发现孩子的一颗牙上有一个小黑点，再联想到孩子总喜欢在睡觉前喝奶，心想：这不会是龋齿吧？吃过早饭，我带上孩子、我妈去了我朋友开的牙科诊所，一检查，果然是龋齿。龋齿的罪魁祸首就是睡前喝奶。

什么是龋齿呢？龋齿就是人们常说的虫牙、蛀牙，是一种细菌性疾病，如果治疗不及时，可以继发牙髓炎和牙周炎，甚至能引起牙槽骨和颌骨炎症。而且龋齿让孩子不舒服，孩子会不愿意吃饭，导致营养不良、发育迟缓。有的孩子常常因为一侧牙痛而用另一侧吃东西，长此以往会引起颌面部发育的不对称，面型出现一边大，一边小。此外，龋齿引发严重感染还会累及恒牙胚的发育，进而影响恒牙的萌出。可见，尽早发现龋齿，及时治疗龋齿，是十分重要的。

那么，我们如何辨别孩子是否发生龋齿呢？这就需要父母了解龋齿3个阶段的症状。

孩子龋齿的 3 个阶段

1	龋齿初期症状：牙齿表面开始有黑点或是脱钙的白点出现，或是牙齿某个地方老是塞住食物，表示此处牙齿的珐琅质已遭到破坏。
2	龋齿中期症状：牙齿上的黑点渐渐变为龋洞，患儿会对甜食及冷热的刺激敏感，容易感到酸痛；或是食物一卡进牙缝，就觉得不舒服，但清掉后，不舒服的感觉就没有了。
3	龋齿晚期症状：牙齿没有遭受刺激也会自发疼痛，可能是一过性的，这说明牙髓（牙神经）已经发炎，继续发展会出现牙龈红肿、化脓、面部肿胀。

到了形成龋洞的时候，龋齿的治疗就变得比较麻烦了，治疗费用也较高。所以父母要经常观察孩子的牙齿，尽早发现孩子龋齿的苗头，让龋齿及早得到治疗，这不仅对孩子恒牙萌出有益，还能减轻孩子的痛苦，节省医疗费用。

那孩子为什么会出现龋齿呢？一般来说，引发孩子龋齿的因素主要有以下几个。

1. 睡前喝奶

孩子在睡觉前喝奶之所以会导致龋齿，是因为睡眠时唾液的分泌量对口腔清洗的功能原本就会减少，加上奶水长时间在口腔内发酵，会破坏乳齿的结构。

解决方法：尽量不要让孩子在睡前喝奶，如果非要喝，应当在孩子喝奶后给孩子喝一点白开水，以便稍微清洗一下口腔内的余奶。

2. 含饭

许多孩子喜欢把饭含在嘴里，玩一会儿再吃，这也容易导致龋齿，因为米饭中含有糖分，分解后产生酸，就容易腐蚀牙齿，引起龋齿。

解决方法：让孩子改掉含饭的习惯。

3.大人嚼烂食物喂孩子

许多老人怕孩子嚼不烂食物，就常常把食物嚼烂喂给孩子，这容易使老人嘴里的细菌通过食物传递给孩子，从而引起孩子龋齿。

解决方法：不要嚼烂食物喂给孩子吃。

为孩子预防龋齿，应根据两个年龄段来预防：一个是 2 岁半以前，这时的孩子年龄小，自理能力差，所以，预防龋齿主要是由父母来负责；另一个是 2 岁半以后，这时孩子的自理能力逐渐增强，全口乳牙已经长齐，父母应让孩子开始自己做好口腔清洁。

2 岁半以前的孩子

1	每次给孩子喂奶或饭后，再喂孩子几口白开水，以便把残留食物冲洗干净。
2	大多数孩子会在 6 个月开始萌出第一颗牙，这时父母要用指套式牙刷或棉签来清洁孩子的牙齿上的食物残渣，早晚各一次。
3	注意为非母乳的孩子补钙，孩子满两个月后应适量添加水果和菜泥，以调节孩子体内的钙磷代谢，促进钙磷在牙齿和骨骼中的沉积，有效预防龋齿。
4	纠正孩子的不良习惯，如咬手指、舔舌、偏侧咀嚼、吸空奶头等。
5	少给孩子吃甜食，少喝甜饮料，多喝白开水。

2 岁半以后的孩子

1	教孩子正确的刷牙方法：刷上牙时，牙刷毛向上，从上旋转往下刷；刷下牙时，牙刷毛向下，从下旋转往上刷；刷牙齿的咀嚼面时，来回刷；刷牙里面（舌面），上牙往下刷，下牙往上刷。刷牙时间不少于 3 分钟。每天早晚各刷一次。
2	注意检查孩子牙齿，每 6 个月让孩子接受一次口腔健康检查。

小儿磨牙，根据原因确定方法

一个周末，我表姐带着她10岁的女儿来我家玩，因为第二天一大早要去我家附近的一个英语学习班看看，所以当天晚上就住在了我家。半夜，我起来去上厕所时，突然听见什么东西在"咯咯"作响，我以为是屋子里有老鼠，就顺着声音找去，发现声音就在表姐她们睡的客房。我打开门，发现声音来自床上，走过去一看，天啊，原来是我的小外甥女在磨牙。

第二天吃早饭的时候，我向表姐说起来小外甥女磨牙的事，表姐很不以为然，说这可能是遗传，因为她小时候也有这毛病，只要不影响孩子的正常成长，就用不着治疗，孩子大点自然就好了。

我很郑重地告诉她：你这种认识是错误的。

为什么是错误的呢？一是因为磨牙与遗传无关，二是因为磨牙会对孩子的健康造成很不好的影响。

磨牙对孩子的健康影响

1	影响孩子的情绪	长期磨牙使孩子的面部过度疲劳，吃饭、说话时会引起下颌关节和局部肌肉酸痛，张口时下颌关节还会发出响声，这会使孩子感到不舒服，使他的情绪变得糟糕。
2	引起牙痛	长期磨牙会使牙釉质受到损害，引起牙本质过敏，当遇到冷、热、酸、辣时就会发生牙痛。
3	影响容貌	磨牙时咀嚼肌会不停地收缩，长期磨牙就会使咀嚼肌增粗，下端变大，就使得孩子的脸型发生变化，影响了容貌的美观。

鉴于上面这些影响，父母在发现孩子磨牙时，一定要尽早带孩子去医院检查，找出导致孩子磨牙的原因，尽早治疗才行。

一般来说，孩子磨牙主要有 6 个方面的原因．

1. 肠道寄生虫病

如果孩子体内有蛔虫，蛔虫不断扰动就会使肠壁受到刺激，从而引起咀嚼肌的反射性收缩而出现磨牙症状。

解决方法：每年秋天，父母都要及时为孩子驱虫，但两岁以下的小儿不必驱虫。

2. 消化功能紊乱

如果孩子晚上尤其是睡觉以前吃了太多东西，不仅影响营养吸收，而且会增加胃肠道的负担，因为入睡时，胃肠道里还积存着大量没有被消化的食物，整个消化系统就不得不"加夜班"，连续工作，甚至连咀嚼肌也被动员起来，不由自主地收缩，引起磨牙现象。

解决方法：在睡觉前最好不要给孩子吃东西，吃饱后稍微待上一会儿再让孩子上床睡觉。

3. 营养不均衡

如果孩子过于挑食，就容易导致缺乏维生素和微量元素，从而引起晚上面部咀嚼肌的不自主收缩造成磨牙。比如，缺乏维生素 D 患有佝偻病的孩子，由于体内钙、磷代谢紊乱，就会引起骨骼脱钙，肌肉酸痛和自主神经紊乱，常常会出现多汗、夜惊、烦躁不安和夜间磨牙症状。

解决方法：父母要帮孩子改掉挑食的毛病，养成良好的饮食习惯，充分摄取各种营养。如果孩子挑食，就要定期带孩子到医院做微量元素测定，根据测定补充相应的营养素。

4. 牙齿发育不良

如果孩子在换牙期间营养不良，或是先天性个别牙齿缺失，导致上下牙接触时发生咬颌面不平，也会引发磨牙症状。

解决方法：带孩子去看牙医，如果确认孩子有牙齿咬颌不良的问题，就需要磨去牙齿的高点，并配制晚上睡觉时戴的牙垫，可有效减少磨牙现象，同时还需要针对营养不良和佝偻病进行相应的治疗。

5. 精神紧张

有时候孩子在白天受到父母或是老师的训斥，或是睡前玩得太激烈，导致精神过于亢奋，就会使大脑管理咀嚼肌的部分处于兴奋状态，从而在睡着后也不断地做咀嚼动作。

解决方法：父母尽量不要给孩子压力，给孩子营造一个舒适的家庭环境。不要让孩子在睡觉前做激烈的运动，也不要让孩子看过于激烈或恐怖的电视。磨牙厉害时，可以按医嘱让孩子在睡前服用适量的安定药物。

6. 睡眠姿势不好

如果孩子睡觉时总是把头偏向一侧，也会造成咀嚼肌不协调，使受压的一侧咀嚼肌发生异常收缩，因而出现磨牙症状。此外，孩子如果晚上蒙着头睡觉，会由于二氧化碳过度积聚导致氧气供应不足，从而引起磨牙现象。

解决方法：注意帮孩子调整睡姿，改掉蒙头睡觉的习惯。

治疗磨牙也是需要过程的，因此为了防止孩子过分磨牙损坏牙齿，父母最好让孩子在睡眠时用牙咬住一块咬不碎、吞不下的塑料或棉制品，隔开上下牙齿，以便保护牙齿。

第九章

孩子营养不良、尿床怎么办——
小儿其他常见病防治

孩子吃得太精细，反而容易营养不良

我在门诊中经常会遇到孩子营养不良的案例，但绝大多数营养不良的孩子，都不是因为吃得太差而导致营养不良，反而是因为吃得太精细而导致的。患儿菲菲就是一个典型的因为吃得太精细而导致营养不良的案例。

菲菲已经1岁4个月了，但身高比同龄的孩子矮一大截，人也很瘦，于是，菲菲的爷爷、奶奶带着她来到了我们医院儿科就诊。

一进诊室，老两口就急急忙忙地把孩子推到我面前，说："医生，快给我们看看吧，孩子怎么老不长呢，比别的小孩矮好大一截！"

我给菲菲量了量身高和体重，发现孩子身高只有72cm，体重也只有7kg，远远低于标准。在这个年龄段，孩子的平均身高是78.6cm，平均体重是9.8kg。

我问老两口："孩子平时好好吃饭吗？你们都给孩子吃些什么呀？"

"我们什么都给她吃一点，但孩子不是太爱吃饭，每次吃饭我们都得追着她喂。我们担心孩子吃大块食物会恶心，自从孩子添加辅食之后就把饭打成糊状喂孩子的。"

"孩子都吃糊状食物？你们让孩子吃得太精细了，这就是导致孩子营养不良的主要原因。"

"啊，怎么会？"菲菲的爷爷、奶奶显然被这个结论惊呆了。

在给孩子添加辅食时，大多数父母都会有这样的想法——"把饭做得软一点，孩子还小，不能吃硬的。"其实，给孩子添加辅食不能过分精细，这样会使得孩子的咀嚼力得不到足够的锻炼，甚至会影响其日后牙齿和颌面的正常发育。更重要的是，由于食物被研磨成了糊状，结构发生了改变，营养成分也会损失，就容易导致孩子营养不良。

婴幼儿营养不良是指摄食不足或食物不能充分吸收利用，以致能量缺乏，不能维持正常代谢，迫使肌体消耗，出现体重减轻或不增，生长发育停滞，肌肉萎缩的病症，又称蛋白能量不足性营养不良，多见于 3 岁以下的幼儿。营养不良不仅会使孩子生长发育迟缓，而且还使孩子免疫力低下，容易生病，严重的还可能直接影响智力发育。

三种程度的婴幼儿营养不良

1	一度营养不良	体重减轻 15%~25%，脂肪层变薄，肌肉不坚实。
2	二度营养不良	体重减轻 25%~40%，身高低于正常值，脂肪层消失，肋骨、脊柱突出，皮肤苍白失去弹性，肌张力低下，不能站立，哭声无力，运动功能发育迟缓，情绪不稳定，睡眠不安，食欲低下。
3	三度营养不良	体重减轻 40% 以上，身高低于正常值，发育迟缓，骨龄低，脂肪层消失，颌颧骨突出，老人貌，皮肤苍白干燥，无弹性，生命体征低弱，情绪不稳定，食欲低下，易腹泻，呕吐合并感染。

要预防孩子营养不良，父母应当遵循孩子的成长规律科学喂养，根据不同的年龄段选择不同的食物。2008 年发布的《中国孕妇乳母及 0~6 岁儿童膳食指南》指出，0~6 个月婴儿的最佳营养来源是母乳，但在母乳喂养的过程中应适时补充维生素 D 和维生素 K，以预防由维生素 D 缺乏引起的佝偻病和维生素 K 缺乏引起的出血性疾病。不能用纯母乳喂养时，易首选

婴儿配方食品喂养。

在婴儿满 6 个月后，父母要开始给婴儿添加辅食，包括果汁、菜汁等液体食物，米粉、果泥、菜泥等泥糊状食物以及软饭、烂面，切成小块的水果、蔬菜等固体食物。添加辅食必须循序渐进，基本顺序为：首先添加谷类食物（如婴儿营养米粉），其次添加蔬菜汁（蔬菜泥）和水果汁（水果泥）、动物性食物（如蛋羹、鱼、禽、畜肉泥 / 松等）。添加动物性食物也要讲究顺序：蛋黄泥、鱼泥（剔净骨和刺）、全蛋（如蒸蛋羹）、肉末。

到了婴儿 9 个月大的时候，就要进食颗粒状的食物，到了一岁多就需要吃块状食物，慢慢向成人过渡。

需要注意的是，孩子进食时间要控制在半个小时内，因为进食时间长了会给肠胃增加负担，久而久之影响消化，导致营养不良。

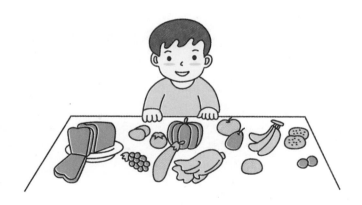

家有"尿床郎"——妈妈莫忽视

曾经看到有妈妈在网上发帖求助："我家孩子都2岁半了，有时候连着好几天都尿床。有时候好长时间都不尿床。外婆半夜给把尿，她还挺着身子不尿。现在天气一天一天变凉了，床又不容易干。求各位妈妈们给我支个好招吧。"

许多有着同样的经历的妈妈纷纷给这位妈妈支招。

"晚上一般让他起来尿两次，最好是孩子睡熟的时候给他把尿，不要弄醒他，不然以后睡觉容易不安稳，尿床还是难免的吧。最多给他下面多垫一个垫子。"

"白天让他多喝一点水，晚上尽量不让他喝水，睡觉之前问他尿不尿。"

"下面多铺个垫子预防一下，要不就用尿不湿。一般如果他晚上喝水、喝奶或是吃水果多了，我在夜里就会起来把尿；如果晚上没有喝水他可以一觉到天亮的。"

"我家孩子也是两岁半，刚开始断尿不湿时会尿床。最后晚上我心里总想着这事，孩子一有动静我立马起来，弄她尿尿，第一天是不乐意，会吵，三次过后就习惯了，不吵了。后来晚上想尿了，会叫我起来给她弄。晚上少喝水，睡前不要玩得太兴奋了。时间久了，好习惯就养成了。"

"我家孩子2岁7个月，也是天天都要尿床，一晚上要把2次，可以像我一样，买一个超大隔尿垫，很实用，最好是准备2个（一个超大，一个稍小点），这样床垫、棉絮、床单都可以随时干爽。"

……

这样的帖子网上有很多，可见孩子尿床是困扰妈妈们最常见的问题之一。也有许多妈妈向我咨询关于尿床的问题——小孩尿床究竟是不是病？

尿床，是遗尿症的通俗叫法，是指小儿在熟睡时不自主地排尿的现象。不是所有孩子的尿床都是遗尿症的表现，因为3岁以前的孩子尿床大多是正常的生理现象，而且尿床会随着年龄的增长慢慢改善。用科学术语来说，就是对膀胱充盈的觉醒反应是一个随着年龄渐渐发育成熟的生理过程，一般来说，此过程的发育在幼儿2岁以后才开始出现，至少近5岁时接近完善。当此生理过程建立并发育成熟后，膀胱充盈刺激可引起脑电波的改变，使深睡眠状态转入浅睡眠状态，不断的刺激终致觉醒。因此，正常儿童即使在睡眠中也不会发生尿床。

一般来说，大多数的孩子到了1岁半的时候，白天就不太会尿裤子了，到了2岁半的时候，晚上就不太会尿床了。如果一个孩子到了5岁，白天要尿裤子，晚上还要尿床，就是遗尿症了。

引起遗尿症的原因主要有4个：

第一个原因是遗传，就是说如果父母双方小时候都有遗尿症，其子女遗尿的发生率高达77%。如果父母中任何一人小时候有遗尿症，其子女遗尿的发生率也有44%。

第二个原因是孩子膀胱容量小。大多数遗尿症的患儿在做膀胱B型超声检查时，都会发现其膀胱容量平均要比正常儿童的膀胱容量小50%。

第三个原因是孩子睡眠过深。遗尿的孩子大多数晚上都睡得很深，叫也叫不醒。即使把他叫醒以后，他的意识也不会很清醒，甚至尿了床也不知道。

第四个原因是父母对孩子的排尿习惯训练不当。许多父母怕麻烦，就给孩子长期使用纸尿裤，以至于不能使孩子养成自己控制排尿的习惯。还有的父母训练孩子排尿方法不对，比如有些父母会在晚上把孩子唤醒以后，让孩子自己坐在便盆上，边玩边撒尿，这样孩子就不能把排尿与坐便盆联系起来构成条件反射。

纠正孩子遗尿的 4 个方法

1	控制饮水，就是不让孩子在睡前 2 小时喝水，睡觉前让孩子把尿排光。
2	睡前不兴奋，父母不要让孩子在睡觉前看惊险的电影或电视，也不要给孩子讲会使他"激动"的故事，因为孩子在睡前过于兴奋，就会睡得很深，容易尿床。
3	膀胱扩张锻炼，就是让孩子在白天多喝水，尿液多就可使膀胱充盈，容量变大，夜间就不易尿床。父母每天至少为孩子测一次尿量，正常膀胱容量为每公斤体重 10mL。如果孩子膀胱容量正常，就要教孩子做排尿中断锻炼，就是让孩子在尿尿的中途突然停止尿尿，让孩子从 1 数到 10，再把剩余尿液排光，这样可以有效提高膀胱括约肌的控制能力。
4	定时训练，就是在以往晚间孩子经常尿床的时间提前半小时，用闹钟结合人为叫醒孩子，让孩子在神志清醒状态下把尿排尽，目的在于建立条件反射，最终养成患儿夜间醒来排尿的习惯。

孩子半岁前长太胖，易得肥胖症

在大多数人的眼里，胖乎乎、肉嘟嘟的孩子是健康可爱的象征。但在我们这些医生的眼，胖乎乎、肉嘟嘟的孩子也可能是肥胖症的前兆。

《洛杉矶时报》曾发表过一篇来自美国哈佛医学院的医学研究报告，报告称，6 个月以内的婴儿如果体重突然增加，那么这个孩子很可能在 3 岁大时就成为肥胖症患者。

哈佛医学院的科学家之所以得出这个结论，是因为他们对波士顿地区 559 名新生婴儿进行了跟踪研究，发现 6 个月以内婴儿的突然长胖，与后来出现肥胖症存在密切联系；婴儿在出生时的体重和在母体中的发育情况反而对后来的肥胖影响不大，甚至是出生时稍重一点的孩子会更健康。

我把这则新闻在我的微信里一转发，许多朋友就纷纷给我打来电话或发来短信，询问的都是"孩子太胖该怎么办？需要控制吃奶量吗？"说真的，打电话给我的人数之多，真是让我大吃一惊，作为医生，我当然知道现在肥胖儿不少，但我真没想到我有这么多朋友的孩子步入了肥胖儿行列。

当孩子皮下及他处脂肪积聚过多，且体重超过按身高计算的标准体重的 20%，就是患上了肥胖症。当孩子体重超过标准体重的 20%~29%，为轻度肥胖，超过 30%~49%，为中度肥胖，超过 50%，为重度肥胖。

导致孩子肥胖症有两大因素。一个因素是家族成员有肥胖史。有研究证实，父母双方都肥胖者，子女有 70% 的可能成长为肥胖儿，父母双方有一方肥胖者，子女也有 40% 的可能出现肥胖症状。另一个因素就是饮食结构不合理，摄入了过多高脂肪高蛋白食物。

如何判断自己的孩子是不是肥胖，可参考世界卫生组织推荐的身高标准体重法，该方法是测评 10 岁以下儿童肥胖的最好指标。身高标准体重法的具体计算方法是：肥胖度 =(实测体重 − 相应身高的标准体重)/ 相应身高的标准体重 ×100%。超过标准体重的 20%~29% 为轻度肥胖，超过 30%~49% 为中度肥胖，超过 50% 及其以上为重度肥胖。

需要注意的是，不同阶段的孩子体重的计算公式也有所不同：

孩子在 6 个月以内：体重 = 出生体重 + 月龄 ×600g

孩子在 7~12 个月：体重 = 出生体重 + 月龄 ×500g

孩子在 2~7 岁：体重 = 年龄 ×2 + 8 000g

体重增长指标基本规律是：正常足月的孩子出生时体重为 3 000~4 000g 左右，最初 3 个月，孩子体重增长较快，每周体重增长 180~200g；到 4~6 个月时，孩子体重的增速开始下降，每周增长 150~180g；到 6~9 个月时，孩子的体重每周增长 90~120g；到 9~12 个月时，孩子的体重每周只增长 60~90g；到 1~2 岁，孩子的体重平均一年增长 2 500~3 000g，2 岁以后，孩子的体重平均每年增长 2 000g 左右，一直到青春发育期。

按体重增长倍数来算，孩子在 3~4 个月时体重是出生时的 2 倍，1 岁时大约是 3 倍，2 岁时大约是 4 倍，3 岁时大约是 4.6 倍。

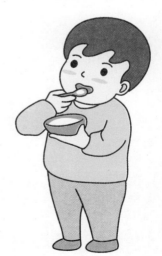

当发现孩子的体重超出标准体重太多后，父母必须要注意控制孩子的饮食。那么，该如何控制呢？

1. 父母找营养医生测算出孩子当前实际体重

所需的能量和孩子按身高所检得的相应体重所需能量，将两者的能量差额作为调控肥胖的目标。一般来说，先减去差额能量的 1/3~1/2，每 7~10 天递减一次，直到减至该儿童现有身高参考标准体重的所需总能量。

2. 如果孩子是配方奶喂养，那最好选择不含香精 / 香料、蔗糖、麦芽糊精的配方奶粉。

3. 给孩子多吃热量少、体积大的食物，如芹菜、韭菜、萝卜、笋等易产生饱腹感的食物。

4. 孩子进食要定时定量，严格控制孩子食用零食及休闲小食品，对各种饮料也要限定在每日 250~350mL。

5. 增加孩子的运动量，不仅可提高平衡膳食的实效，能够取得促进生长发育的效果，更重要的是可有效地组织大脑中枢神经和全身各系统器官之间的协作和功能联系，增进了儿童整体性健康。

6. 定期到妇幼保健部门检测体重。

0~10 岁儿童身高体重参考值

年龄	体重（kg）		身高（cm）	
	男	女	男	女
出生	2.9~3.8	2.7~3.6	48.2~52.8	47.7~52.0
1 个月	3.6~5.0	3.4~4.5	52.1~57.0	51.2~55.0
2 个月	4.3~6.0	4.0~5.4	55.5~60.7	54.4~59.2
3 个月	5.0~6.9	4.7~6.2	58.5~63.7	57.1~59.5
4 个月	5.7~7.6	5.3~6.9	61.0~66.4	59.4~64.5
5 个月	8.3~8.2	5.8~7.5	63.2~68.6	61.5~66.7
6 个月	6.9~8.8	6.3~8.1	65.1~70.5	63.3~68.6
8 个月	7.8~9.8	7.2~9.1	68.3~73.6	66.4~71.8
10 个月	8.6~10.6	7.9~9.9	71.0~76.3	69.0~74.5
12 个月	9.1~11.3	8.5~10.8	73.4~78.8	71.5~77.1
15 个月	9.8~12.0	9.1~11.3	76.6~82.3	74.8~80.7
18 个月	10.3~12.7	9.7~12.0	79.4~65.4	77.9~84.0
21 个月	10.8~13.3	10.2~12.6	81.9~88.4	80.6~87.0
2 岁	11.2~14.0	10.6~13.2	84.3~91.0	83.3~69.8
2.5 岁	12.1~15.3	11.7~14.7	88.9~95.0	87.9~94.7
3 岁	13.0~16.4	12.6~16.1	91.1~98.7	90.2~98.1
3.5 岁	13.9~17.6	13.5~17.2	95.0~103.1	94.0~101.8
4 岁	14.8~18.7	14.3~18.3	98.7~107.2	97.6~105.7
4.5 岁	15.7~19.9	15.0~19.4	102.1~111.0	100.9~109.3
5 岁	18.6~21.1	15.7~20.4	105.3~114.5	104.0~112.8
5.5 岁	17.4~22.3	16.5~21.6	108.4~117.8	106.9~116.2
6 岁	18.4~23.6	17.3~22.9	111.2~121.0	109.7~119.8
7 岁	20.2~26.5	19.1~26.0	116.6~126.8	115.1~126.2
8 岁	22.2~30.0	21.4~30.2	121.6~132.2	120.4~132.4
9 岁	24.3~34.0	24.1~35.3	126.5~137.8	125.7~138.7
10 岁	26.0~30.0	27.2~40.9	131.4~143.8	131.5~145.1

孩子得了手足口病，妈妈该怎么做

每年一到 4~7 月份，随着气温的升高，手足口病的高发期也就来了，这让许多父母万分紧张，生怕孩子染上这个"可怕的疾病"。其实手足口病没有人们想象的那么可怕，只要及时发现，及时观察治疗，一般都能痊愈的。

手足口病，顾名思义，就是手、足、口腔方面的疾病，是一种由肠道病毒引起的常见传染病，夏、秋季高发，多见于 5 岁以下的婴幼儿，典型症状是发热和手足、口腔等部位的丘疱疹、溃疡，个别患儿可出现心肌炎、肺水肿、无菌性脑膜脑炎等致命性并发症。

孩子被感染能引发手足口病的肠道病毒后，不会立即显现手足口病的典型症状，而是会有一个 2~6 天的潜伏期，潜伏期内的症状主要是：低烧、食欲减退、全身不适、精神萎靡。潜伏期后，典型症状才会开始出现：孩子开始觉得咽喉疼痛或口腔干燥，然后在口腔黏膜面出现红斑，逐渐变为 1~3mm 大小的水泡，再过几个小时或者到 24 小时，这些水泡就会变成溃疡，患儿常因为疼痛而拒食。而当孩子口腔出现溃疡后的 1~2 天，孩子的手上或者脚上也会出现皮疹，皮疹一开始多为斑丘疹，随后转为疱疹，但皮疹不痒。有的患儿也会只表现为口腔溃疡或皮疹，不发热。

大多数患儿的手足口病症状都比较轻，大约 7 天可自愈，无须采取特殊治疗。但也有极个别的患儿在患手足口病后会出现心肌炎、肺水肿、肺出血、无菌性脑膜脑炎等并发症，严重者甚至可能死亡。不过，只要能够及早发现，尽早治疗，一般都能痊愈。因此，父母一旦发现孩子出现发热、皮疹等症状，就要及时到医院就诊，同时要密切观察病情发展。

需要注意的是，无论是否出现典型的手足口病症状，只要孩子感染了能引发手足口病的肠道病毒后，就成为病毒的传染源——病毒存在于患儿的粪便、呼吸道分泌物和疱疹液中，只要其他孩子接触到患儿的粪便、呼吸道分泌物和疱疹液，都可能感染上手足口病。

一般来说，手足口病的传染方式主要有3种。

1. 饮用或食用被病毒污染的水或食物。

2. 与患儿近距离接触时，被患儿咳嗽、打喷嚏排出的飞沫而引起感染。

3. 接触到患儿的毛巾、手绢、牙具、玩具、餐具等生活用品，也可引起感染。

手足口病患儿的护理

1	不要让孩子接触其他健康的孩子，以免将病毒传染给对方，也不要让孩子去幼儿园和人群聚集的地方，孩子的手足口症状消失一周后再去幼儿园，防止传染其他孩子。
2	对孩子的日常用具进行消毒，孩子的奶嘴、奶瓶、餐具、毛巾等物品，应用50℃以上的热水浸泡30分钟或者煮沸3分钟；孩子的玩具、桌椅、衣物和便盆等物品，则应使用含氯的消毒剂（84消毒液或漂白粉）按使用说明每天清洗。
3	让孩子卧床休息一周，多喝温开水，饮食宜清淡、可口、易消化，口腔糜烂的患儿可吃一些流质食物，禁食冰冷、辛辣、咸等刺激性食物。
4	在饭前饭后用生理盐水给孩子漱口，对不会漱口的孩子，可以用棉棒蘸生理盐水轻轻地清洁口腔，溃疡严重的患儿可以适当使用药物局部治疗。
5	看护人在接触孩子前、给孩子替换尿布后或处理孩子粪便后，都要用肥皂洗手，还要用肥皂给孩子洗手。
6	要勤开窗通风，勤晒衣被，尿布要及时清洗、曝晒或消毒。
7	每天早晨起床后，注意检查孩子的皮肤（主要是手心、脚心）和口腔有无异常，并观察孩子体温的变化。

孩子患佝偻病，多是妈妈喂养不当

尽管现在的家庭经济水平较以往提高了许多，孩子的食物也比以前丰富了许多，但还是有许多孩子因为喂养不当导致佝偻病。

乔乔已经一岁半，可她看起来一点都不健康：体质瘦弱，头颅方大，肋骨外翻，轻度鸡胸，出汗奇多，晚上睡觉不安稳，常常睡梦中惊叫，而且还经常感冒，大便稀溏且夹有残渣。乔乔的父母带她来我们医院儿科就诊，被诊断为佝偻病。

强强才满6个月，他妈妈就给他断了奶，把他交给奶奶照顾，就和爸爸一起到广州打工去了。奶奶年纪大了，照顾起孩子来有些力不从心，难免有时候照顾得不细致。强强8个月的时候，开始出现食欲缺乏、盗汗、易惊多啼，发稀枕秃等症状，奶奶并没在意，以为是孩子在夏天的自然反应，甚至当强强11个月才开始出牙，14个月才学会走路，奶奶也不以为然，反而认为男孩子牙出得晚一些、走路走得晚一些是好事。当强强一周半的时候，妈妈和爸爸才回家来看他，发现强强体型特别瘦小，脾气还特别暴躁，赶紧带着孩子到我们医院儿科检查，被诊断为佝偻病。

尘尘从6个月大时，半夜特别容易惊醒，一夜要醒五、六次，差不多睡两、三个小时就要醒一次，有时候甚至睡一个多小时就要醒，而且醒了就哼哼唧唧的，有时还要哭上一阵子。尘尘妈妈带他去小区门诊看病，医生说尘尘是缺钙，就给尘尘开了几盒盖笛欣，让他每天坚持吃。尽管如此，尘尘半夜容易惊醒的症状也没改善，而且他的头开始变得有点方，肚子像个青蛙一样鼓得大大的，肋骨还有点外翻，这次妈妈带他到了我们医院儿科，挂了专家号就诊，被诊断为佝偻病。

像乔乔、强强、尘尘这样的佝偻病患儿，在我们医院的儿科门诊中并不少见。佝偻病，全称是维生素 D 缺乏性佝偻病，又叫骨软化症即骨矿化不足，为新形成的骨基质钙化障碍，是以维生素 D 缺乏导致钙、磷代谢紊乱和临床以骨骼的钙化障碍为主要特征的疾病。引发佝偻病的原因主要是孩子日光照晒不足和喂养不当，因为小儿生长相对较快，如果孩子在胎儿期维生素 D 储备不足，或是在出生后日照不足，就很容易患佝偻病。此外，孩子患慢性消化道、呼吸道感染以及肝胆道疾病也可能引发佝偻病。

孩子患佝偻病早期时，由于血钙降低，非特异性神经兴奋性增高，症状多表现为烦躁、好哭、睡眠不安、多汗（盗汗）、夜惊、食欲减退。因为出汗多，孩子常将头在枕头上蹭来蹭去，久而久之就容易使后枕部头发脱落呈半环状，就是人们常说的"秃枕"。有些孩子还会出现低钙性手足抽搐、喉痉挛甚或惊厥、颅骨软化等症状。佝偻病早期没有得到及时有效的治疗，就会进入佝偻病激期，这个阶段的常见表现有：3~6 个月大的宝宝有颅骨软化，出现乒乓头；8~9 个月的宝宝出现方颅，而且宝宝的出牙时间可能会延迟到 1 岁；当宝宝开始行走时，下肢可能出现 "O" 形或 "X" 形腿。

因此，一旦发现孩子有多汗、夜啼、秃枕等症状，就要立即带孩子去医院就诊。如果孩子被确诊为佝偻病，就要在医生的指导下进行维生素 D 和钙剂补充。一般症状较轻的患儿只需要每天口服维生素 D，持续 1 个月后，改为预防量即可。如果患儿症状较严重，或是因为某些原因患儿不能每天服药，就要进行大剂量维生素 D 突击疗法——一次性肌内注射维生素 D 10~15 万国际单位，1 个月后改为预防用量。注意，肌内注射维生素 D 前先要让患儿口服钙剂 4~5 天，以免发生医源性低钙惊厥。

如果患儿有骨骼畸形，还需要矫正骨骼畸形。对于轻度骨骼畸形，可在治疗后或在生长过程中自行矫正——让孩子加强体格锻炼，比如让孩子做俯卧撑或扩胸动作，可使胸部扩张，纠正轻度鸡胸及肋外翻。严重骨骼畸形的患儿，则需要进行外科手术矫正，但这种手术只能在孩子 4 岁后进行。

预防孩子佝偻病的建议

1	最好进行母奶喂养，母乳中钙、磷的比例比较适中，易于孩子吸收。
2	让孩子多进行户外活动，多晒太阳，太阳的紫外线促使人体皮肤 7—脱氢胆固醇转化为维生素 D_3，有利于促进摄入钙的吸收。
3	适时补充维生素 D，一般在出生后 15~20 天开始补充，每日 400~600 国际单位。未成熟儿、双胞胎剂量稍大，每天服用剂量需医生指导。

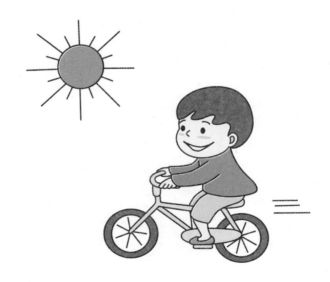

孩子常喊肚子痛，可能是蛔虫病

小秋秋5岁了，是个特别能吃的小家伙，每顿吃米饭或面条都要吃满满一碗，而且还特别喜欢吃零食。爸爸、妈妈刚开始还担心小秋秋每天吃这么多东西会变成小胖墩，但爷爷、奶奶认为小孩子能吃才长得健壮，再加上小秋秋吃那么多也确实没见她长胖，于是爸爸、妈妈也就放下心来了。

有一段时间，小秋秋总是嚷嚷肚子痛，可过一会儿自己就好了，家里人也没太在意。直到有一天，小秋秋又喊肚子痛，妈妈问她哪里痛，她就指着肚脐眼，然后就吐了几口。妈妈以为她是中午吃水果吃坏了肚子，就赶紧带着她来到我们医院儿科检查。

我发现小秋秋除了肚脐周围经常痛外，脸上还有淡白色近似圆形或椭圆形斑片，上面有细小灰白色鳞屑，这是俗称的"虫斑"，晚上睡觉还磨牙，吃很多但一直不见胖，初步判定小秋秋得了蛔虫病。后来，小秋秋做了便常规，在其粪便中发现了蛔虫卵，由此就能确定小秋秋患上了蛔虫病。我给小秋秋开了点驱蛔灵，嘱咐妈妈在小秋秋空腹或晚上睡觉前服用，因为驱蛔药毒性较小，空腹时服用，药物在肠道内的浓度会高些，可以提高杀虫效果。我又嘱咐妈妈在小秋秋服用驱蛔药后，要让她多吃一些富含粗纤维的食物，如粗粮、芹菜、韭菜、白菜、香蕉、苹果等，以利于虫体排出。

还在医院的时候，小秋秋就吃了一次驱蛔灵。下午排出蛔虫后，小秋秋就不喊肚子痛了。

蛔虫病，是儿童最常见的一种寄生虫病。蛔虫成虫寄生于人体小肠，可引起蛔虫病，幼虫能在人体内移行引起内脏移行症。儿童多是由于食入感染期虫卵而感染蛔虫病，因为小儿喜欢吃手，喜欢用手抓食物吃，喜欢把一些不洁的玩具放入口中，极易造成蛔虫感染。蛔虫病轻时多无明显症状，但会影响孩子的食欲和肠道的消化、吸收功能，妨碍孩子的生长发育，异位寄生虫更是容易引发胆道蛔虫症、肠梗阻等严重并发症，严重时甚至可危及生命。

孩子得蛔虫病后可能出现的症状

1	经常腹泻、便秘，或是肚脐周围疼痛。
2	食欲减退，不喜欢吃饭却喜欢吃香甜的零食；或是食欲旺盛但吃再多也不胖。
3	有时会出现头痛、兴奋、精神不佳、注意力不集中、反应迟钝等现象。
4	晚上睡觉时总是流口水或磨牙，还特别容易惊醒。
5	常无端地发脾气，变得不活泼，甚至烦躁不安。
6	喜欢挖鼻孔。
7	无明显原因，孩子的皮肤常反复出现"风疙瘩"。
8	身上出现虫斑，比如面部出现白斑，多为圆形，边缘整齐，中间淡白；或是巩膜出现蓝斑，呈三角形、圆形或半月形；或是下唇黏膜出现颗粒，多为灰白色针头大小的小丘疹，数量不等；或是舌面出现红斑，其特征是边缘整齐，圆形，常突出舌面，红斑位置不定，数量不一；或是指甲上出现"絮状白云"。这些虫斑可单独出现，也可几种同时出现。

当父母发现孩子出现以上这些症状中的2~3种症状时，最好带孩子到

医院做个简单的虫卵检测，看孩子是不是得了蛔虫病。

如果孩子嚷着肚子痛，且多是上腹部和肚脐周围痛，但父母又暂时不方便带孩子去医院检查，也可采用一个简单的方法来判断：让孩子平躺在床上，帮孩子揉一会儿肚子，如果孩子的肚子软软的不发胀紧绷，并且一按揉肚子，孩子就不觉得肚子痛了，基本可以断定孩子肚子里有蛔虫。

治疗小儿蛔虫病，一般首选驱蛔灵，也可用肠虫清和安乐士等驱虫药。但要注意的是，一次驱虫不一定能根治，因此治疗后 2 周应再复查大便，必要时再服驱虫药。

预防小儿蛔虫病的建议

1	培养孩子良好的个人卫生习惯，教育孩子饭前便后要洗手、不喝生水、生食瓜果要洗烫或削皮、不生吃蔬菜。
2	教育孩子不咬指甲，不吮指头，不喝生水，不随地大便。
3	注意环境卫生，尤其是农村的家庭要加强粪便管理和无害化处理，保持水源及食物不受污染等。
4	根据具体情况给孩子按时进行常规驱虫治疗，以消灭传染源。

男孩子做隐睾手术，最好在 2 岁前

一个朋友的儿子过周岁生日，特意邀请了我去参加。生日的那天，白胖的小寿星穿上了一套红色的唐装，非常可爱，大家都争着抢着要抱他。轮到我抱着他时，小家伙很调皮地尿尿了，幸好我眼疾手快地架着他的胳膊，把他举得离我远了一些，要不我最爱的那身衣服就要遭殃了。不过，我在看着小家伙尿尿的时候，发现他的阴囊有点不对称——左侧的阴囊要小一些。我心想，不会是隐睾吧？

于是，等他尿完，我趁抱着他时摸了摸他的阴囊，发现只摸到左侧的阴囊里有一个圆滚滚的小"蛋蛋"，右侧阴囊里面空荡荡的，没有摸到睾丸，我把手往上移，在小家伙右腹沟区触及一黄豆大小肿物。天呀，还真是隐睾。

那天，我特意等到最后再走，把我发现的情况告诉了我朋友，建议他带孩子去医院检查一下。第二天一大早，朋友就带着孩子去了医院，一检查，果然是隐睾。朋友接受了医师建议进行激素治疗，但医师特意嘱咐：如果用药后右侧睾丸仍不下降至阴囊，应该手术治疗。最终，孩子还是接受了手术治疗，才把那颗调皮的睾丸请回到它该待的地方——阴囊里。

隐睾，顾名思义，就是睾丸隐藏了起来，它没有从腹腔下降，出现在它应该待的地方——阴囊里。正常情况下，在胚胎 3 个月时，睾丸就开始从腹腔逐渐向阴囊下降，到出生时 97% 左右的婴儿的睾丸都下降到了阴囊，睾丸未下降的婴儿大多也会在出生后 1 个月左右下降到阴囊里。假如孩子出生后 3 个月，阴囊仍是空的，医学上称为隐睾症，可表现为双侧或单侧睾丸未进入阴囊，其中单侧隐睾以右侧多见。

隐睾如果得不到及时治疗，就容易影响孩子将来的生育功能。因为睾丸只有在 34℃左右的环境下才能正常产生精子和分泌雄性激素，从而维持男性的生育功能和正常的男性体征，而阴囊正好能通过表皮皱褶的散热把温度降低到 34℃左右，因此是最适合睾丸滞留的位置。如果睾丸留在腹腔，由于腹腔温度较高，睾丸就不能维持正常功能，所以可能导致不育。有医学研究显示，如果孩子到了两岁，睾丸仍未下降至阴囊内，就会对睾丸制造精子的功能造成永久性的伤害，如果双侧隐睾则会导致日后不育。此外，睾丸长期受较高温度的影响，还容易发生恶性肿瘤。

因此，当家有男孩子时，父母一定要认真检查孩子的阴囊，检查时最好让孩子屈腿坐着，父母用手仔细摸孩子的阴囊，一般在阴囊两侧都能摸到花生粒大小的睾丸，摸时有实物感。如果阴囊空虚，不能摸及睾丸，或只有一个，但孩子在 1 岁以下，应观察等待，因为有的孩子要在长到 7~9 个月时，睾丸才下降到阴囊里；如果孩子在 1 岁以上，应立即去医院诊治。一般来说，隐睾手术治疗的最佳时间是在 1 岁之后、2 岁以前，因为这个年龄段还不至于造成睾丸组织结构的变化及内分泌功能的异常，因此父母一定不要延误孩子做隐睾手术的最佳时机。

别让孩子过早长大，警惕儿童性早熟

某天，妈妈在给蓓蓓换衣服时，惊讶地发现蓓蓓的内裤上有血迹，孩子的下身也在出血。妈妈一下子懵了："孩子才5岁，怎么回事？该不是遭到了坏人的性侵犯？"但仔细一想，蓓蓓一直没离开过她的视线，不可能被坏人性侵犯。"难道是蓓蓓有了什么大毛病？"带着这种疑问，妈妈带着蓓蓓来到了我们医院，挂了儿科的号。

我注意到蓓蓓个子比同龄的小孩要高出不少，其乳房也开始有发育的迹象，用手轻轻抚摸，乳房里面有一个小硬块，即乳核。于是，我初步判断蓓蓓是性早熟，然后让蓓蓓去做骨龄测定、性激素水平检查和B超检查乳腺、子宫、卵巢、卵泡大小。检查结果显示：蓓蓓骨龄大于实际年龄一岁或以上，血清促性腺激素达到青春期水平，卵巢内可见多个≥4mm的卵泡，由此就可以确定蓓蓓是性早熟。

而蓓蓓之所以会性早熟，我分析认为可能是她吃了含有大量激素的肉食鸡导致的，因为蓓蓓特别喜欢吃鸡肉，每天都要吃上几块油炸鸡块，到了周末家里还会买新鲜肉鸡烧来吃。

像蓓蓓这样的性早熟儿童正逐年增多，从几年前圣元奶粉导致婴儿性早熟事件，到如今"3岁大的女童就出现月经初潮""周岁内的小患者乳房就有发育的情况"等内容频繁见诸报端，使得父母们开始了解到儿童性早熟这一种疾病，但大多数父母对性早熟的危害、引发性早熟的因素，以及性早熟的预防都不太了解，因此常常让患儿错过最佳的治疗时机。

性早熟，是小儿内分泌科常见的一种发育异常疾病，女孩 8 岁前出现乳房等第二性征的发育，10 岁前来月经；男孩 9 岁前出现第二性征发育，比如阴茎、睾丸的增大，就是性早熟。

儿童性早熟的危害

1	成年后身高矮。儿童性早熟会使得骨骼发育过快，生长周期会明显缩短，因为没有足够时间发育，患儿成年后的身高就会低于平均水平。
2	引发肿瘤。个别患儿是因颅内肿瘤压迫导致性早熟，如果得不到及时处理，将会危及患者生命。
3	性行为提前。儿童因为性心理发育提前，再加上本身生理年龄小、社会阅历浅、自控能力差，很容易导致性行为提前，从而引发怀孕和性疾病传播的危险，也更容易产生堕胎、性犯罪和自杀等社会问题。
4	性格压抑。性早熟的孩子在体型、外表上会与同龄孩子有所不同，这容易导致孩子产生自卑、恐惧和不安情绪，影响心理健康。

而引发性早熟的因素，则主要有以下几个。

1. 营养改善。由于整体家庭经济水平迅速提高，饮食营养异常丰富，会使得儿童生长和发育出现了加速趋势，导致性发育提前和性成熟者增多。

2. 环境污染。经济飞速发展的同时也带来许多环境污染，使得食物中含有大量的农药污染或激素污染，这些污染残留通过皮肤或直接食用后，也容易导致儿童性早熟。

3. 含激素食物。现在许多人种植蔬菜和养殖家禽，常常会使用含激素肥料或饲料，这使得蔬菜和肉类中含有大量的激素，一些性激素间接进入人体后，会导致儿童性早熟。

4. 盲目进补。许多父母为了让孩子赢在起跑线上，喜欢给孩子吃增食欲、益智健脑的保健品，殊不知这些补品中往往含有激素成分，儿童长期服用会引起血液中的激素水平上升，导致性早熟。

5. 误食避孕药和使用化妆品。父母把避孕药和化妆品随意放置，孩子就可能把避孕药当糖果吃，照着妈妈的样子使用化妆品，结果导致体内某些激素过高，很早就开始发育。

6. 性信息。现代媒介的高度发达，使得孩子很容易通过电视、报纸和网络接触到大量性信息，接触多了，就会过早刺激到儿童心理，最终使他们提前产生性早熟。

可见，要预防儿童性早熟，父母就要给予孩子营养均衡合理的饮食，切忌盲目进补；父母还要注意妥善保管家中药物和化妆品，避免孩子误服或使用；孕妇及乳母也不应用含有性激素的补品及护肤品。此外，父母还要注意避免儿童接触一些超越其性心理年龄的行为画面。

当然，更重要的是，父母要密切关注孩子生长发育的情况，可以通过给孩子洗澡，发现孩子的性发育是否有异常。

儿童性早熟的主要表现

1	女孩性早熟：身高加速增长和骨盆发育；乳晕、乳房增大，隆起，着色；乳房下有硬节，肿痛；大阴唇、腋窝着色和出现色素较浅的长毛；阴道分泌物增多、内裤上有少许分泌物、阴部疼痒等；皮下脂肪增多，等等。
2	男孩性早熟：身高增长加速；高声和出现喉结；乳晕着色，增大；乳头出现硬节和胀痛；睾丸、阴囊增大，着色；腋窝、上唇、阴部出现长而细、色浅的长毛，等等。

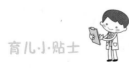

育儿小贴士

父母一旦发现孩子过早出现性早熟症状，最好带孩子去医院检查性激素水平，如果孩子被诊断为性早熟，一定要尽早接受治疗。

第十章

孩子遇到紧急情况怎么办——
小儿意外事故的预防与处理

异物卡喉时怎么办——婴儿版"海姆立克"急救法

一天，我和往常一样正在诊室询问患儿的病情，突然听到诊室外传来一阵骚乱，紧接着一位妈妈就抱着一个男孩闯进了诊室，急切地喊道："医生，快救救他，他被花生噎住了。"

我一看那个男孩面色青紫，呼吸困难，双手不停地乱抓，确实像是异物卡喉的症状。我一边问孩子几岁了，一边掰开孩子嘴巴察看他的喉咙，发现他的喉咙处确实卡着一个类似花生米的东西。

得知孩子一岁五个月后，我从他背后抱住他的腹部，双臂环抱着他的腰腹部，一只手握拳，用拇指侧顶住患儿腹部，略高于脐上，在肋缘之下，另一手包住拳头，双臂用力收紧，双手急速用力向里、向上挤压，反复按了几次后，男孩"啊"的一声，一个东西从他嘴里飞出，掉在了地上，我一看，果然是一颗花生米。

再看孩子，原本青紫的脸色渐渐恢复正常，呼吸也变得顺畅了，但他似乎被刚才的事情吓住了，大声地哭了起来。听到他哭，我反而松了一口气，又检查了下他的喉咙，确定没有异物堵塞了，就把孩子交给了妈妈，告诉他："孩子没事了。"那位妈妈紧紧地抱住孩子，不停地对我道谢。

这时，我开始了解这起事故发生的原因，原来是这位妈妈在外面候诊时，因为无聊，就吃起了花生，孩子看见妈妈吃花生，也闹着要吃，妈妈就给了他一颗，他一扔进嘴里，就卡住了喉咙。

我对她说："你以后别给小孩子吃花生这样的小东西了，很容易卡住喉咙的。这次幸好是在医院，抢救及时，孩子才没事。要是在家里遇到这种情况，抢救不及时，很容易导致孩子窒息死亡的。"

孩子妈妈连连点头称是。得知孩子是因为感冒来医院就诊的，我就给他开了一些小儿感冒冲剂，嘱咐多让孩子喝水。孩子妈妈抱着孩子，一再表示感谢地离开了。

尽管我们一再强调不能让婴幼儿吃花生、果冻、肉丸这些容易卡住喉咙的食物，但许多父母在这方面都不太注意，因而常常引发婴幼儿异物卡喉的事例。而从医学上来看，异物卡喉时抢救的"黄金时间"是 4 分钟，超过 5 分钟再抢救，抢救成功的概率就很低了，即便抢救过来了，也可能对婴幼儿的身体产生极大的伤害。由此可知，父母掌握异物卡喉的急救方法是十分必要的。

当婴幼儿被花生米、果冻等异物卡住喉咙时，应立即掰开孩子喉咙，检查异物堵塞情况，如果异物还没有进入咽腔，可试着用手指抠出异物，如果异物已进入咽腔，不要用手指抠了，以免把异物塞入喉腔或造成咽喉黏膜水肿等险情。如果孩子被呛得咳嗽，应鼓励孩子用力咳嗽，这有可能将异物咳出。

如果孩子无法自己咳出异物，父母就应采取我前面采取的方法——"海姆立克"急救法。"海姆立克"急救法是美国医生海姆里克先生发明的，他在 1974 年遇到一名因食物堵塞了呼吸道而发生窒息的患者时，用这个方法使他成功获救，从此这个方法名声大震，迅速在全世界推行开来。

"海姆立克"急救法的原理很简单：当人因为异物窒息时，患者的肺内仍残留有气体，如果这时对膈以下软组织施加突然向上的压力，让胸腔压力骤然升高，就会压迫双肺，驱使肺内残存的气流进入气管，气流就可冲出卡在气管口的异物。

"海姆立克"急救法的操作方法并不复杂，就是抢救者站在患儿身后，两臂绕抱着患儿腰腹部，一手握拳，用拇指侧顶住患儿腹部，略高于脐上，在肋缘之下。另一手包住拳头，然后双臂收紧，双手以突然的快速向上冲力，向患儿腹部加压。反复按压数次，直至异物吐出为止。

　　需要注意的是，"海姆立克"急救法比较适用于1岁以上的幼儿。对于1岁以下的婴儿，最好是大人屈膝跪坐地上，抱着孩子，将孩子的脸朝下放在大人膝盖上，用单手用力拍孩子两肩胛骨之间5次后，再将婴儿翻过来，在婴儿胸骨下半段，用食指及中指按压胸部数次。反复做几次后，直到孩子咳出堵塞气管的异物为止。

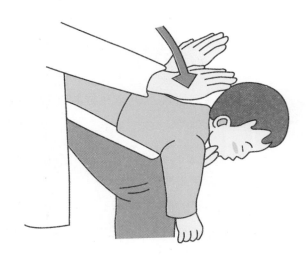

孩子疑似骨折时夹板的固定方法

　　7 岁的皮皮是个十分活泼好动的孩子，成天跑跑跳跳的，一刻也停不下来。周末，皮皮妈妈带皮皮去郊区采摘桃子，毛毛一看见桃树，就兴奋地跑了过去，爬到了一棵桃树上，伸手去摘桃子。

　　皮皮妈妈要抱他下来，他却不肯，还爬得更高了，过了一会儿他在树上玩腻了，就自己跳了下来，结果一落地，皮皮就大哭起来。妈妈赶紧问他怎么啦，他回答说是右手疼，妈妈一看，皮皮的右手耷拉着，可吓坏了，赶紧大声叫人过来帮忙。

　　我那天刚好也和朋友在那个桃园采摘桃子，听见呼救声，就赶紧跑了过去。孩子一直喊着手疼，我一碰触到他的手腕，他就哭得特别厉害，我仔细摸了摸手腕部位，确定他确实是右手腕骨折，但好在没有出血症状，于是就立即给他做了个简单的简易夹板，然后让他父母赶紧送孩子去了附近的医院。

　　孩子天性好动，精力旺盛，喜欢打打闹闹、蹦蹦跳跳，自控能力差，对危险的识别和判断能力不足，很容易发生意外创伤，而意外创伤是导致儿童骨折最多见的原因。因此父母一定要学会骨折的紧急处理方法。

　　一旦父母发现孩子有疑似骨折的症状出现，都要按骨折来对待，具体的做法如下。

1. 拨打 120 急救电话，尽快送孩子去医院治疗，等待期间要密切观察孩子是否因疼痛、出血过多而出现面色苍白、出冷汗、脉搏细弱、血压降低，甚至昏迷等休克的症状，如果出现休克症状，应把孩子的头置于低位，并注意肢体的保暖。

2. 如果孩子骨折处有出血现象，应用干净的毛巾压住伤口。如果出血较多，可用橡皮筋管、橡皮带缠绕骨折的肢体，以压迫止血，但注意要每隔 30 分钟左右放松一次，以免阻碍血液循环而导致骨折的肢体缺血。千万不要在伤口处撒消炎粉、止血粉之类药物，止血后应在创面上盖上无菌纱布或未用过的毛巾，避免伤口被污染。如果有骨的断端暴露在皮肤外，千万不要挪动它。

3. 如果孩子骨折部位是在前臂或小腿，在医护人员赶来前，可为孩子做个简单的夹板固定住受伤部位，具体做法是：

（1）找来如木头、金属、塑料，或卷起来的报纸或杂志这类比较坚硬的材质来制作夹板，注意夹板要比受伤的骨骼长，以便固定受伤部位上边和下边的关节。注意，最好为夹板加上纱布或棉毛巾使其更柔软舒适，以免损伤孩子的肌肤。

（2）用布或胶带将夹板牢牢地固定在受伤的骨骼上，但不要绑得太紧，以免影响血液循环。

（3）最好用冰块冷敷伤处，可以缓解骨折处的疼痛和肿胀。

4. 如果孩子骨折部位是在上臂或肩膀，可用布做成一个三角形的悬挂带，将受伤的胳膊挂在未受伤的肩膀上，然后在脖子后打结。如左胳膊受伤，悬挂带要挂在脖子右侧。

孩子骨折的症状

1	孩子身体局部有疼痛和压痛感，活动后疼痛有所加重。
2	局部有肿胀，瘀斑。
3	受伤部位出现部分或全部的功能丧失。
4	严重时肢体可出现畸形，如短缩、扭曲、旋转等。
5	反常活动，即不该活动的地方产生活动。
6	移动受伤部位可听到骨断端有摩擦的声音。

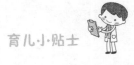

育儿·小·贴士

　　注意，孩子骨折时，妈妈一定不要去活动骨折部位，也不能让孩子乱动，以免造成血管和神经的损伤，更不能私自给孩子进行按摩和热敷。如果孩子容易反复发生骨折，父母最好带孩子去医院做详细的检查，看孩子是否患有其他疾病，如内分泌障碍、骨骼异常等。

孩子吃了不该吃的东西怎么办

孩子天性活泼好动，对什么东西都很好奇，什么东西都要拿起来咬一咬，如果妈妈不注意阻止，很容易不小心吃下一些不该吃的东西，如果处理不及时不得当，悲剧就会发生。

一天一大早，我们医院急诊科就收治了一名喝了爽肤水的1岁半幼儿。原来孩子妈妈早上洗脸后，一边给脸上拍爽肤水，一边逗孩子玩，突然孩子妈妈放在卧室的手机响了，孩子妈妈就跑开去接电话了，顺手把爽肤水瓶放在了茶几上，连盖子也没盖。那个透明的玻璃瓶引起了孩子的好奇，他拿起那个瓶子，摇了摇，发现里面有水，他可能闻着瓶子挺香，以为里面装的是什么好喝的饮料，就把瓶口放到嘴里吸起来。

等孩子妈妈打完电话，过来看见孩子正在喝爽肤水，急忙夺下孩子手中的瓶子，一看瓶子中的爽肤水已经被喝掉一些了，赶紧用手指抠孩子的喉咙，给孩子催吐。等孩子吐了几口水出来后，孩子妈妈就赶紧抱着孩子下楼，开车来了我们医院，因为当时儿科还没有上班，所以被安排到了急诊。急诊的医生仔细检查了孩子，发现孩子精神状态很好，没有什么不适症状，就让孩子妈妈给孩子多喝水清洁口腔，不用进行什么治疗。

不用进行治疗？孩子妈妈有些不相信急诊医生的说法，于是她又挂了儿科的号，打算找个专业的儿科医生给孩子再看看。她刚好挂的是我的号，当她走进我的诊室，她怀中的孩子正在哭闹，她一坐下就迫不及待地说起事情的起因来，强烈地表示了她对急诊医生处理方案的怀疑。

我看着那个孩子，孩子张开大嘴哇哇哭着，脸上都是眼泪，手不停地挥舞着。孩子妈妈则在旁边不停地说："医生，你快帮我看看，孩子都哭成这样了，能没事吗？"

我给孩子检查了一番，没发现什么明显异常症状，心里也挺纳闷：按道理来说急诊医生处理的方法没什么错啊，难道孩子还有其他的毛病。我正打算让孩子查个血常规、尿常规，突然看到孩子把头使劲往妈妈怀里蹭，想到孩子不会是饿了吧。于是，我问孩子妈妈："孩子早上吃过饭了没？"

孩子妈妈被我问得有些摸不着头脑："早上六点多一出事我就赶到医院来了，哪里顾得上吃饭啊。"

我对孩子妈妈说："我觉得孩子这样可能是饿了。我建议你赶紧去给孩子买点吃的。"

"饿了？"尽管孩子妈妈对我的判断十分怀疑，但她还是抱着孩子赶紧去买吃的了。半个小时后，孩子妈妈抱着孩子回来了，孩子好奇地扭着脑袋四处张望，精神状态很不错。

我给孩子又仔细检查了一遍，确定了孩子没什么问题，就告诉孩子妈妈她们可以回家了，孩子妈妈抱着孩子对我三番四次地表示感谢。

这类例子在我们医院有很多，孩子误服的东西也是五花八门：变质奶、电蚊香液、502胶水、避孕药、干燥剂、爽身粉、烟头、体温计里的水银，等等。其中药物误服或过量的占了近一半。

当发现孩子吃了不该吃的东西时，首先要做的就是及时清除毒物——催吐，父母可以立即用手指、鸡毛、筷子等去刺激孩子的咽喉来催吐。然后立即带着孩子去医院，记得带上孩子误服的东西及孩子的呕吐物，帮助医生确诊病情。有的孩子说不清吃了什么、吃了多少，如果没有明显症状又说有误服的，按急诊原则一律马上洗胃，因为时间是处理中毒的关键。

对 3 岁以下的患儿，尤其是对已经昏迷的患儿和误服汽油、煤油等石油产品的幼儿，最好不要自行催吐，以防发生窒息。这种情况下，妈妈可以对症喂孩子一些东西，帮助毒液稀释。

如果孩子误服腐蚀性液体，应立即喝牛奶、豆浆；如果孩子误服强碱药物，应立即服用食醋、柠檬汁、橘汁等；如果孩子误服强酸，应服用肥皂水、生蛋清，以保护胃黏膜；如果孩子误喝了碘酒应赶紧喝米汤、面糊等淀粉类流质，以阻止人体对碘的吸收；如果孩子错喝了癣药水、止痒药水、驱蚊药水，应立即多喝浓茶，处理后及时送医院就诊。

如果孩子误服了糖果、饼干内的干燥剂：对于透明的硅胶干燥剂，因其没有毒性，可由粪便排出体外，所以不需做任何处理，当然如果孩子出现了头晕、呕吐等特殊反应就要立即送往医院治疗；对于氯化钙干燥剂，因为有些轻微的刺激性，喂孩子喝水稀释就可行；对于氧化钙干燥剂，因其遇水后会变成强碱，有腐蚀性，应立即喂孩子喝牛奶或蛋清稀释，然后迅速送往医院做进一步处理。

孩子游泳时溺水、窒息怎么办

2013 年，新闻媒体曾报道过这样一个事件：一名不足两个月大的男婴因为游泳时溺水，而被 120 急救车送进某儿童医学中心急诊科，随后转往重症监护室。

据男婴的家人描述，他们在婴儿脖子上套了一个婴儿用救生圈，然后把他放进装满水的浴缸，让他在里面游泳。在男婴游泳时，家人和保姆就在旁边照看着，但是中途短暂离开了一两分钟，等他们再回到浴缸旁边时，就发现救生圈漂浮在水面，男婴已沉入浴缸底部，他们急忙将孩子从水中抱起，此时已经感觉到孩子大便失禁，家里人都吓得不行，但好在孩子母亲还算镇定，她对孩子进行了胸部按压，有水被挤压出，但血也被按压出来，于是家人赶紧拨打了 120。

等到男婴被 120 急救车送到医院时，面色已经发紫，嘴和鼻子都在流血，呼吸和心跳也没有了。医生紧急为孩子注射了肾上腺素后，孩子才有了微弱的心跳，估计脑损伤很严重。在进行了一番紧急抢救后，孩子总算被抢救了过来，但生命体征还不稳定，被转到了重症监护室。

现在的医院，孩子在出生后第二天，就会被护士抱去游泳、洗澡、按摩，每天都会如此，直到出院，因此父母们很自然地认为游泳对孩子的发育大有好处。于是，当孩子回到家里，父母们也会为孩子制造游泳的机会，就是为孩子准备充气式家庭游泳池或浴缸，在里面放满水，再在孩子脖子上戴上充气式婴儿游泳圈，让他在水里漂游。

确实，游泳对孩子的发育助益良多：游泳能够增强孩子四肢的灵活性、身体的协调性和柔韧性；游泳可以让孩子的肺更早成熟，胸围也加速扩大，从而增强孩子抵抗呼吸道病毒、细菌的能力和免疫力；游泳还可以刺激胃液分泌等，促进消化吸收，从而增强孩子的食欲；游泳时所做的腹部运动，还可以帮助孩子排泄顺畅。

但因为婴幼儿的调控能力差、反应慢，在游泳时需要有人在旁监控，稍不注意就可能发生溺水事故，如果父母不能够快速采取急救措施，就可能错过黄金抢救时间。因此，我建议父母们最好还是带孩子去专业的婴儿游泳中心游泳，由专业人员看护会更安全一些。

如果父母要在家里让孩子游泳，就一定要学会溺水及窒息的急救措施。

1. 发现孩子溺水后，要赶紧抱出孩子，拍打孩子的脚底，呼喊孩子名字，看孩子是意识清醒还是陷入昏迷。

2. 如果孩子陷入昏迷，但还有呼吸和脉搏，就要让孩子躺平，将孩子下巴稍微向上仰，让嘴巴和气管保持平行，确保呼吸道畅通。如果孩子出现呕吐现象，最好让孩子侧躺。然后拨打 120 电话叫救护车，在等待救护车来时要随时关注孩子脸色变化和呼吸状态，以防病情突变。

3. 如果孩子没有呼吸和脉搏，就要立即进行 3~5 分钟的人工呼吸和心脏按压，然后叫救护车。

（1）确认孩子是否有呼吸的方法是：将耳朵贴近孩子的鼻子和嘴巴，仔细听孩子是否有呼吸的声音；仔细观察孩子的胸部是否在起伏；把手放在孩子胸口，看是否有心跳。当孩子没有呼吸但还有脉搏时，只需进行人工呼吸。

（2）人工呼吸的具体方法是：发现孩子没有呼吸或呼吸微弱时，对0~1 岁的孩子，要立即用嘴巴同时盖住孩子的鼻子和嘴巴，然后往里面吹气；

对 1 岁以上的孩子，嘴对嘴吹气即可。吹气的同时注意观察孩子的胸部有没有起伏。

（3）确认孩子是否有脉搏的方法是：将头贴在孩子靠近腋下、上臂的内侧位置，就能确认了。

当孩子呼吸和脉搏都停止时，人工呼吸和心脏按压要搭配进行——做 2 次人工呼吸后，要做心脏按压 30 次，然后再做人工呼吸、心脏按压，如此反复，直到孩子恢复呼吸和脉搏。

（4）心脏按压的具体方法是：对 0~1 岁的孩子，用一只手轻轻按住孩子的头，在距离左右乳头的连线与胸骨的交叉点，向下一个手指宽度的位置，用另一只手的食指和中指轻轻按压。对 1 岁以上的孩子，也用一只手按住孩子的头，用另一只手的手掌根部在同样的位置进行垂直按压，向下按压时，用力不可太大，胸骨大约下陷 2.5~3.5cm 左右即可。

4. 孩子恢复呼吸、脉搏后，父母要立即为孩子换上干净衣服，用毛巾或毛毯裹住孩子，静静地抱着孩子，同时注意观察孩子脸色和呼吸变化，以防病情突变。

需要的注意是，孩子溺水的黄金抢救时间是在 4 分钟之内，一般心脏在停止跳动 4 分钟以上，抢救成功的概率很小，即使救回来，也可能落下神经系统上的疾病；如果心脏停止跳动 10 分钟以上，那么被救活的可能性已经非常小了。

孩子不小心被烫伤的紧急处理法

我们医院烧伤整形科最近来了一个小病人——一个才10个月大的男孩子。早上妈妈把孩子放在学步车里，然后用电热水壶烧了一壶热水，把水灌进了热水瓶里，然后就忙着去准备早饭。那个红色带花纹的热水瓶似乎引起了小孩子的兴趣，他拖着学步车跌跌撞撞地走了过去，用手去摸那个水瓶，结果因为力度掌握不好，一下子把水瓶推翻在地，瓶胆炸开，一瓶刚烧开的热水便哗啦啦地洒了一地。小孩子被吓得大哭起来，妈妈赶紧跑过来，一看，孩子小小的脚被烫得通红，不一会儿就鼓起了一个大水疱，于是也顾不得早饭了，赶紧打车带孩子来了我们医院。

那么小的孩子就要遭受这么大的痛苦，想想都让人心疼。然而，事实却是，我们医院的烧伤整形科每年都要接收不少烫伤的小病人，可见年轻的父母们一定要对烫伤警惕起来，在生活中尽量杜绝烫伤孩子的可能，同时一定要掌握烫伤的紧急处理方法。

一般来说，烫伤急救的顺序需要牢记五个字。

第一个字是"冲"：不管孩子烫伤的面积有多大，都要立即用流动水冲洗烫伤处，至少冲10分钟，才能有效降低局部表面热度，使伤口迅速冷却下来，缓解疼痛，减少伤疤形成。

第二个字是"脱"：冲洗烫伤处一会儿后，应脱去孩子身上的衣服查看伤势。但要注意的是，动作要轻柔，不能因心慌意乱而胡乱撕扯孩子的衣服。譬如手臂烫伤时如果大力扯下衣袖，衣物对烫伤部位的摩擦，往往会加重烫伤皮肤的损害。如果孩子的衣服和烫伤处黏在了一起，最好用剪子剪开衣服，保留黏住伤口的部分。

第三个字是"泡"：让孩子的烫伤部位浸泡在冷水中10分钟，可有效减轻疼痛。如果局部创面比较大，或孩子年龄比较小，就不能浸泡太长时间，以免延误治疗时间。

如果孩子是全身或大面积烫伤，要让孩子穿着衣服浸泡在浴缸里来冷却。如果没有浴缸，就用浸湿的毛巾裹住孩子全身进行冷却。

如果孩子是脸部烫伤，而且烫伤的部位用流动水很难冲洗，比如眼睛周围、耳朵周围，就要用毛巾包上冰块，贴住烫伤处来冷却。

注意，孩子的烫伤处起水疱时，冲洗的水流不能太急太大，以免冲破水泡造成伤口感染。

第四个字是"盖"：用干净毛巾或保鲜膜、无菌纱布覆盖孩子的烫伤部位，避免伤口在运送途中受到污染。

第五个字"送"：只有特别轻微的烫伤（仅有皮肤表皮的烫伤，皮肤红肿刺痛，无水泡）可自行处理，其他情况的烫伤都最好送孩子去最近的医院做进一步处理。如果烫伤面积较大，则应及时送往设有烧伤科的医院治疗。

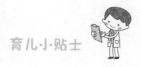

育儿·小·贴士

父母要尽量杜绝孩子被烫伤的可能，这就要求父母注意热水瓶、电暖气、饮水机、电火锅、热水袋等高危物品的放置，避免它们被孩子碰到。父母还需要注意桌布的长度，如果桌布太长，孩子很容易够着，就可能因为好奇而拉扯它，不小心拉下了桌子上放着的滚烫的热饭、热汤，所以有孩子的家庭最好不要铺桌布。

孩子划伤流血的急救措施

"我家孩子 5 个月了，今天我给他剪指甲，不小心剪到了他的手指头，血当时就流出来了，我赶紧找出云南白药敷上，可血还是一直流，我就赶紧给伤口处贴上创可贴，血才勉强止住了。这个算严重吗？需要去医院吗？"

"3 个月的孩子头部被剃头刀片划伤流血，怎么办？"

"7 个月的孩子不小心从床上掉下来，磕到了一个塑料箱子角上，下巴划破了一道口，流了一些血，会不会留下疤啊？"

"我家小孩一岁了，今天他趁他奶奶不注意，抓过一把水果刀玩，把手划伤了，他不停地哭闹，不让我们碰他的手，没法给他止血，怎么办？"

"孩子十几天，晚上我给她喂奶时，我的指甲不小心划到了孩子脸上，划破了孩子娇嫩的皮肤，还出血了，大概 0.5cm，会留疤吗？"

......

孩子划伤流血该怎么办？这是许多父母问得最多的问题之一，可见孩子被划伤流血的情况比较多，因此我觉得有必要在这里特别讲一下这个问题。

父母发现孩子被划伤后，首先要做的就是立即查看伤口的深度和出血量。伤口很浅、出血量也不多时，只要先用双氧水或生理盐水冲洗干净伤口（注意不要用自来水冲洗），再用纱布捂住伤口一会儿止血，最后贴上创可贴防止伤口扩大就可以了。如果伤口很深或创伤面很大、出血量也比较多，施行按压止血 10 分钟以上，血都没有止住，就要立即送孩子去医院治疗。

孩子划伤流血的部位不同，急救处理的方法也会有所不同。

1. 孩子手脚划伤流血时

让孩子平躺在床上，注意伤口的位置要垫得比心脏位置高，将一块干净纱布覆盖在伤口上，然后把一条毛巾用水浸湿，再拧干敷在纱布上，妈妈用手隔着纱布和毛巾握紧孩子的手脚，稍微用力按压伤口处进行止血。出血较多时，要在伤口上方部位绑上宽 5cm 的止血带帮助止血。

如果孩子的划伤处是在膝盖或手肘这些经常弯曲伸展的部位，最好在伤口处敷上纱布，缠上绷带固定好，可以有效避免伤口扩大。

2. 孩子头部、颈部划伤流血时

让孩子平躺在床上，背部下面垫上一个枕头，保证伤口的位置比心脏位置高，急救护理的方法与前面基本相同，但要注意观察血的颜色，过了 10 分钟血还是没有止住，要立即带孩子去医院治疗。

3. 孩子舌头、喉咙出血时

孩子都比较喜欢咬东西，有时候孩子把餐具或玩具叼在嘴里时摔倒，餐具或玩具就可能刺伤孩子的舌头或喉咙，造成出血。这种情况下，父母一定要让孩子把血吐出来，确认受伤的位置再止血，然后赶紧带孩子去医院的耳鼻喉科就诊。

有时，因为孩子划伤的伤口过大，会导致出血量过多，使得按压止血不太管用，这时父母就要采用按压止血点这样的方法来间接止血，就是要求父母用手指按压住离伤口最近的止血点，同时拨打 120 电话叫救护车。

经常用到的止血点

1	耳朵前方	当孩子是头部或脸部受伤出血，按压止血又不管用时，就要用手指按压耳朵前方的止血点——太阳穴脉搏跳动的位置。
2	锁骨凹陷处	当孩子是肩部受伤出血，按压止血又不管用时，要用手指按压出血一侧的锁骨凹陷部位来止血。
3	腋下	当孩子是上臂受伤出血，按压止血又不管用时，要用手指按压腋下的止血点——腋下能感受到脉搏跳动的位置。
4	上臂内侧	当孩子是手肘以下的部位受伤出血，按压止血又不管用时，要用手指按压上臂内侧的止血点——上臂内侧能感受到脉搏跳动的位置。
5	大腿根部	当孩子是大腿受伤出血，按压止血又不管用时，要用手指按压出血一侧的大腿根部来止血。
6	膝盖后面	当孩子是膝盖以下的部位受伤出血，按压止血又不管用时，要用手指按压膝盖后面的止血点——膝盖的正后方能感受到脉搏跳动的位置。

孩子撞到头部的急救措施

朋友打来电话："昨天孩子头撞到门上了，额头上当时就红了一大块，随即就哭了，她奶奶拿着玩具哄了哄她，就又高兴了起来，后来发现她额头上肿起了一个大包，吃奶的时候又吐了几口奶，但精神一直很好，也吃得很欢，不知道要不要紧，担心死我了。"

我仔细问了问孩子的一些情况，判断她孩子的情况并不严重，叫她没必要太担心。

我是根据什么做出这样的判断的呢？是根据孩子头部被撞到后的一系列反应来判断的。

一般来说，当孩子撞到头部后，我们要进行的紧急处理步骤是这样的。

1. 安抚孩子情绪

孩子被撞到头后，因为受到惊吓和头部传来的疼痛，会使孩子放声大哭。这时父母一定要及时安抚孩子，帮助稳定好孩子的情绪。否则，孩子可能会出现因为过度哭泣而影响到正常的呼吸，这会让父母更加着急。

2. 检查严重程度

（1）呼唤孩子的名字，观察孩子的反应，借此来判断孩子的意识是否清醒，如果孩子失去了意识，必须立即将孩子送往医院诊治。有些孩子会在情绪稳定下来一段时间后出现昏睡现象，这时一定要唤醒孩子，并带孩子去医院诊治。

（2）如果孩子意识清醒，就要检查孩子被撞部位有没有出血或肿包，如果有出血或肿包，就要做好伤口的护理：被撞伤处出血时，应用一块干净纱布捂住伤口处按压止血。如果撞伤处出现肿包，应用凉毛巾或冰袋冷敷。

（3）注意孩子是否有脸色苍白、身体无力的出血症状，如果有，要立即将孩子送往医院诊治。

（4）注意孩子啼哭的方式，如果孩子不是大声地啼哭，而是声音微弱地哭泣，也要立即将孩子送往医院诊治。

（5）观察孩子眼睛的瞳孔大小和眼珠的转动是否和平常一样，如果有异常，也要立即将孩子送往医院诊治。

（6）观察孩子的平衡感，让孩子走两步路，看看孩子的走姿是否有眩晕的状态，以防孩子有脑震荡的现象，如有异常，立即将孩子送往医院。

（7）观察孩子说话玩耍是否正常，一般孩子在被撞的疼痛过去后，就会继续自己玩耍，这时父母要多加留意，看看孩子是否出现了不同于平常的行为，如果有异常，要立即将孩子送往医院诊治。

（8）父母在稳定孩子情绪后，要注意观察孩子是否有呕吐感，看看孩子是否有扬起脖子、脸色苍白、打嗝的情况，如果孩子已经出现了严重呕吐的现象，要立即将孩子送往医院诊治。

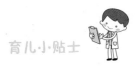

注意，孩子撞到头的当天，最好不要泡澡，但可以淋浴，因为泡澡可能会使肿包恶化，并加剧伤口的疼痛。此外，孩子被撞伤头部也可能导致头盖骨内部出血，但这些在被撞当时往往不会有什么明显反应。而一旦内部出血，就会压迫到大脑，逐渐出现痉挛、呕吐、瞳孔放大、身体异常等症状，这些症状可能会在孩子撞到头部的几天后才出现。

孩子在夏天中暑时该怎么办

2 岁的多多午觉睡醒后，非要闹着出去玩，奶奶拗不过他，只好带着他出了门。奶奶本打算带着他在阴凉处转悠转悠就行，结果多多非要拉着奶奶去居民健身活动区，只见他一会儿摸摸这个健身器材，一会儿坐坐那个健身器材，忙得不亦乐乎。不一会儿，多多就玩得脸蛋通红，满头大汗，奶奶怕他中暑，赶紧拉着他回了家。

回家没多久，多多就开始哭闹，嘴里嚷嚷着说头痛，奶奶看他脸色苍白，一抱他发现他浑身发冷，吓得不行，赶紧带着孩子来了我们医院儿科诊治正好是我接待了他们。

我根据孩子当时的症状：体温在 38℃以上，面色苍白，皮肤湿冷，血压下降，脉搏增快等症状，断定孩子是轻度中暑。这种程度的中暑不需要用药，只需要做好物理降温，让孩子喝点淡盐水或绿豆汤，然后休息一会儿就能恢复正常。

现在的家庭大多都是一个孩子，一旦孩子有个头疼脑热的小毛病，父母就赶紧带孩子上医院，其实像轻度中暑这类小问题真的没必要上医院，父母在家对孩子进行紧急护理就可以。当然，因为婴幼儿语言能力弱，表达能力差，父母就要注意留心观察。

一般来说，孩子中暑可分为 3 种。

1. 先兆中暑

在高温的环境下，出现头痛、眼花、耳鸣、头晕、口渴、心悸、体温正常或略升高等症状，但经过短时间休息后，孩子就可恢复正常。

2. 轻度中暑

不仅具有先兆中暑的症状，还有体温在38℃以上，面色潮红成苍白、大汗、皮肤湿冷、血压下降、脉搏增快等症状，也是经过一段时间的休息后，孩子就能恢复正常。

3. 重度中暑

也称热衰竭，主要表现为皮肤凉、过度出汗、恶心、呕吐、瞳孔扩大、腹部或肢体痉挛、脉搏快等症状，还常伴有昏厥、昏迷、高热甚至意识丧失等现象。

孩子出现先兆中暑或轻度中暑时，父母只需按以下方法进行急救护理就行，重度中暑在进行急救护理后最好送往医院进一步治疗。

孩子中暑的急救护理

1	立即将孩子移到阴凉、通风、干燥的地方，让孩子仰卧，解开衣扣，脱去或松开衣服，保持孩子呼吸道通畅；
2	摇动扇子，为孩子降温，同时用湿毛巾擦拭孩子额头、脖子、腋下、大腿根部来降温，也可以用毛巾裹上冰块或冷饮瓶子放在上述部位来降温。如果孩子体温超过38.5℃，浑身皮肤干燥发烫，除上述措施外，还必须采取酒精擦浴来快速降温。具体做法是：用一块小毛巾或一些纱布蘸上经过稀释的酒精（75%的酒精和清水的比例是1：1），反复擦拭孩子的颈部、腋下、肘窝、大腿根部。但要注意的是，当孩子的肛温降到38.5℃以下时，要暂停酒精擦浴或冰袋冷敷。
3	准备一些淡盐水、绿豆汤、西瓜汁等清凉饮料，每隔10~15分钟给孩子喝一些解暑。孩子如果有呕吐或意识不清的情况，不要喂这些清暑饮料，以防意外事故发生。

如果对孩子进行了以上急救护理措施，但效果仍然不佳时，就要尽快向医院或专业人士求助。

此外，父母们还有必要了解孩子中暑后处理的三大误区。

第一个误区：过量饮水

尽管孩子中暑后确实需要大量补充水分和盐分，但有些父母急于让孩子恢复正常，就给孩子过量饮用热水，反而会使孩子大汗淋漓，导致体内水分和盐分大量流失，甚至还可能引发热痉挛。

正确的做法是让孩子少量多次饮水，每次饮水量控制在 300mL 以内。

第二个误区：过量进食

许多父母误将孩子中暑症状当作体能消耗过大，于是就让中暑的孩子吃油腻的食物，却不知过多的食物会增加消化系统的负担，使大量血液滞留于胃肠，而输送到大脑的血液便相对减少，营养物质也不能被充分吸收。

正确的做法是尽量让孩子吃清淡、爽口的食物，以适应夏季的消化能力。

第三个误区：冷食降温

孩子中暑后往往会感觉很渴，变得爱吃冷饮和瓜果类食物，许多父母看见孩子胃口好，就让孩子大吃特吃。殊不知这些食物容易损伤孩子娇嫩的肠胃，引发腹泻、腹痛等症状。

孩子被猫狗抓伤、咬伤怎么办

　　有人在我的微博上提问："今天晚上吃饭的时候，我家2岁的女儿逗家里的小狗玩，然后就听见女儿大哭，我赶紧过去一看，女儿的右手上有三对齿印，其中有一处有点破皮，用力挤的时候还挤出了一点血出来，我赶紧用肥皂水冲洗了一会儿她手上的伤口，这样的情况要不要去打狂犬疫苗了呀？"

　　我回答她："用肥皂水冲洗伤口是对的，你现在要做的就是赶紧带孩子去医院注射狂犬疫苗，越快越好！"

　　许多父母以为，只要孩子被猫狗抓伤或咬伤的伤口没有出血，或者出血不多，只要用清水把伤口冲洗干净后，就没事了。这种想法大错特错。

　　发现孩子被猫、狗抓伤或咬伤时，只要皮肤有破损，一定要及时处理，并在24小时内注射疫苗，否则就可能感染上狂犬病毒。狂犬病一般在50~60天内就会发病，俗称疯狗病或恐水症，主要对人的中枢神经系统造成损伤。狂犬病的主要表现为急性、进行性、几乎不可逆转的脑脊髓炎，临床表现为特有的恐水、怕风、畏光、兴奋、咽肌痉挛、吞咽困难、流口水、进行性瘫痪，最后因呼吸、循环衰竭而死亡。狂犬病的致死率百分之百，到目前为止几乎没有真正治愈的病例。

　　可见，当孩子被猫狗抓伤或咬伤后，做好紧急处理措施是多么重要。

一般来说，孩子被猫狗抓伤或咬伤的紧急处理步骤是要遵循下面的3步。

第一步：立即挤压伤口，挤出带毒液的污血，千万不要用嘴去吸伤口处的污血，然后用20%的肥皂水与清水反复冲洗伤口。因为狗、猫咬的伤口往往外口小、里面深，所以冲洗时必须掰开伤口，并用力挤压周围软组织，设法把粘在伤口上的动物唾液和伤口上的血液冲洗干净。如果伤口出血过多，应设法立即绑上止血带，然后再送医院急救。

第二步：彻底冲洗伤口后，用2%碘酒或75%的酒精涂擦伤口，不要给伤口涂上红药水，也不要用纱布或创可贴包扎伤口，应让伤口裸露出来。

第三步：立即到有资质的预防接种门诊接种狂犬病疫苗。接种狂犬病疫苗时应严格按照疫苗规定的程序全程接种。损伤严重者，应当在接种狂犬疫苗的同时注射狂犬病免疫球蛋白，可以最大限度地防止狂犬病的发生。

首次注射疫苗的最佳时间是被猫狗抓伤或咬伤后的24小时内。狂犬疫苗共五针，具体注射时间是：分别于当天、第3、7、14、30天各肌肉注射1支狂犬疫苗，如果因为某些因素未能在被抓伤或咬伤后48小时内注射疫苗，也应本着"早注射比迟注射好，迟注射比不注射好"的原则注射狂犬疫苗。

对于大一点的孩子，妈妈要教育他们：被狗、猫抓伤、咬伤后要及时告诉妈妈，不能耽误接种疫苗的时机。

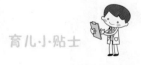

育儿·小·贴士

有一点需要告诉父母们：并不是只有患有狂犬病的猫狗才会带有狂犬病病毒，健康的狗、猫的唾液中，也可能带有狂犬病毒。因此家养的宠物，一定要在第一时间带去宠物医院进行疫苗接种。而那些流落街头的流浪猫狗因为长期在野外觅食、生存，更容易感染携带狂犬病毒，千万不能让孩子去逗弄它们。